GÜTERSDIE
LOHERVISION
VERLAGSEINER
HAUSNEUENWELT

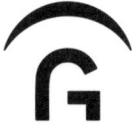

Patricia Thielemann

Spirit Yoga

Aufrecht, stark und klar
im Leben

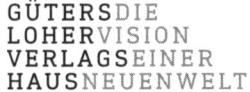
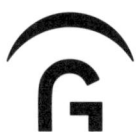

Yoga
liegt etwas zugrunde,
das eine
universelle Gültigkeit
besitzt.

Für Benjamin und Philip

INHALT

Yoga, eine über 2.000 Jahre alte Tradition, gewinnt im
21. Jahrhundert eine immer größere Bedeutung. Es
verbreitet sich die Nachricht, Yoga sei wirksam vor
allem in physischer Hinsicht, führe uns aber auch in-
mitten der alltäglichen Zwänge auf das Wesentliche
unserer Existenz zurück. Millionen Menschen praktizieren Yoga. Die ganzheitliche Übungspraxis ist damit
zu einem festen Bestandteil unserer Gesellschaft geworden. Lärm, Hektik, digitale Innovationen und die
Reizbarkeit unserer Welt befördern die allgemeine Yo-
ga-Evolution weiter. In Zeiten von Facebook, Whats-
App, Twitter und Instagram steigt die Sehnsucht nach
»leibhaftigen« Erlebnissen und tiefer, echter Verbundenheit. Wenn uns die ganze Welt offen steht, wenn
alles möglich ist, wo bleiben wir? Wo fühlen wir uns
noch zuhause?

Home is where the heart is, lautet ein Sprichwort.
Zuhause ist nicht ortsgebunden, nicht einmal an die
physische Anwesenheit von Personen. Das moderne
Leben ist fließend, und »für immer« ist fast nichts.
Wenn sich also der nötige Halt kaum durch stabile äußere Strukturen finden lässt, dann wird schnell klar,
dass wir den tieferen Sinn und den nötigen Halt in uns
selber finden müssen. Wer nicht durch die unendlichen
Optionen, die uns das Leben heutzutage bietet, weg-
gespült werden will, wird in sich eine Klarheit schaffen
wollen, die dazu beiträgt, selbst gut und sicher durch
die Komplexitäten des modernen Alltags steuern zu
können. Wer zunehmend mehr Zeit in der virtuellen

9

Welt verbringt, dem wird etwas ganz Einfaches, das Sich-selbst-Spüren und das freie Durchatmen zu einem essentiellen Bedürfnis. Es überrascht also nicht, dass Yoga einen so anhaltenden Zuspruch erlebt. Gerade auch jene, die sich in der bedrohten Mitte unserer Gesellschaft befinden, die nicht arm, aber auch nicht reich sind, nicht schwer leidend, aber doch gestresst, beziehungsfähig, aber trotzdem nicht selten einsam, sehr wohl belastbar, aber manchmal überfordert, eigentlich wach, aber fast immer erschöpft, wohlwollend dem Leben gegenüber, aber subtil gereizt, gerade jene fragen nach dem Sinn ihrer Anstrengungen.

Es sind also weniger die, die sich entschieden haben auszusteigen, sondern vor allem die, die darum bemüht sind, sich im Hier und Jetzt dem Leben voll und ganz zu stellen. Es sind Menschen, die viel nachdenken, die es schaffen wollen im Sinne eines verantwortungsvollen, sinnerfüllten Lebens und damit all jene, die sich über das Jonglieren mit ihren Verantwortungen vielleicht körperlich vernachlässigt haben, in deren Augen aber noch immer etwas leuchtet. Menschen, die sich wünschen, gestärkt zu werden, ihre Verspannungen zu lösen, den Kopf frei zu kriegen und bei sich selbst anzukommen.

Allerdings muss man sich hier fragen, ob die Lösung des Problems tatsächlich damit erreicht wird, in einigen Yoga-Kursen die Beine hinter dem Kopf zu verknoten, zu Hare Krishna-Rap-Versionen mit dem Po zu wackeln oder fremde Götter anzubeten?

Passen die Bedürfnisse der Praktizierenden mit der

Art und Weise, wie Yoga häufig vermittelt wird, tatsächlich immer gut zusammen? Oder läuft da vielleicht bei der Übertragung des Yoga in den Westen etwas verkehrt? Wie kann es gelingen, etwas Wertvolles in seiner Essenz zu bewahren, aber für einen völlig anderen Kulturkreis in einer anderen Zeit mit vorher nie da gewesenen Herausforderungen bestmöglich zugänglich zu machen?

Yoga liegt etwas zugrunde, das eine universelle Gültigkeit besitzt.

Gerade weil das so ist, können wir den Yoga nicht einfach so kritiklos übernehmen, ihn durch rein wissenschaftliche Erklärungen entzaubern oder ihn mal eben, so wie es uns gefällt, popart-mäßig neu erfinden, denn dann geht leider das Wesentliche, der eigentliche Spirit des Yoga verloren. Damit Yoga auch für uns in der heutigen Zeit relevant sein kann, muss er sich weiterentwickeln. Die Wurzeln des Yoga werden immer in Indien bleiben, aber der Spirit ist frei.

Aufrecht, stark und klar im Leben heißt mein Buch, und es soll zeigen, wie wir Yoga so für uns nutzen können, dass es tatsächlich einen gravierenden Unterschied in unserem Leben bewirkt. Unter dem Sammelbegriff Yoga verbergen sich unendlich viele Lehransätze, Methoden und Interpretationen. Manche sind in ihrer Funktionalität überzeugend, doch mangelt es ihnen oft an Ideenreichtum. Andere sind imposant, aber vordergründig. Einige halten sich strikt an die Tradition. Es gibt aber nicht den einen richtigen Weg. Wege sind wie Menschen: individuell.

Gibt es nicht aber doch Grundsätzliches zu sagen, das sowohl dem Praktizierenden hilft, den wahren

Wert des Yoga zu erkennen und Yoga so einzusetzen, dass er die Lebenspraxis unterstützt? Ich bin eine Befürworterin des Mittelwegs. Wenn man den Mittelweg konsequent geht, dann ist er keineswegs langweilig oder eindimensional.

Der Mittelweg ist der Weg der Integration, der in sich all die scheinbaren Gegensätze, unterschiedlichen Ideen, Brüche, Widersprüchlichkeiten vereint, um dem Menschen, der ihn wählt, zu ermöglichen, aufrecht, stark und klar durch das Leben zu gehen. Auf Yoga bezogen bedeutet das ein Abwägen, Ausjustieren, Destillieren, Katalysieren, um am Ende etwas zu schaffen, das aus der Fülle kommt, aber dann schlicht und einfach auf den Punkt gebracht wird.

Was mich sehr bewegt, ist die Gefahr, dass Menschen in dem noch immer größer werdenden Drang nach deutlich abgegrenzter Individualität, bei dem sie nicht nur ihren Körper in den Griff bekommen sondern auch noch hohe Sozialkompetenz beweisen müssen, zu total überzüchteten, neurotischen Wesen werden. Die Kampfansage gilt nicht nur dem eigenen Körper. Das ganze Verhalten muss superoptimiert sein. Diese Individualisierungsexerzitien werden unter enormem Anpassungsdruck vollzogen und erzeugen Stress und Leid und innere Leere.

Im Spirit Yoga bemühen wir uns um eine für unseren Kulturkreis relevante Unterrichtsgestaltung. Es geht darum, Menschen mit sich und anderen in Resonanz treten zu lassen. Spirit Yoga basiert auf Hatha-Yoga und wurde vom Vinyasa Flow Yoga, dem fließenden Übungsstil, inspiriert. Die Spirit Yoga Lehrmethode trägt aber
eine ganz eigene Handschrift. Präzision, Intensität und

eine unverkennbare klare Formvorgabe zeichnen diesen von mir entwickelten Stil aus.

In den Vereinigten Staaten geht es beim Vinyasa in erster Linie um den Aspekt, in Bewegung zu sein, etwas Befreiendes, Lösendes zu erfahren, weshalb es sich dort oft betont kreativ und ausschweifend in den Formen gestaltet. Bei allem, das ich mache, und je länger ich es mache, desto mehr versuche ich in dieser säkularen Gesellschaft, in der wir leben, dem Spirit in einem größeren Sinn auf die Spur zu kommen. Wie können wir in der modernen Welt das Wesentliche ergründen, und wie schaffen wir es, unsere Welt als beseelt zu erleben, ohne in die Honigtöpfe der Esoterik zu tappen? Esoterik ist in der Yogawelt der Fluchtpunkt für die Menschen, die sich solchen Fragen gar nicht erst stellen wollen. Aber müsste man sich nicht vielmehr fragen, wie man bei aller Härte und Konsequenz, die das Leben mit sich bringen kann, wie man trotzdem den Spirit finden und halten kann? Wissenschaftliche Erklärungen aus dem Bereich der Hirnforschung mögen Yoga zu mehr Validität verhelfen, trotzdem halte ich diese neurowissenschaftliche Annäherung, wenn es tatsächlich um die Yoga Übungs-Praxis geht, für überschätzt. Wie das Hirn funktioniert, wird am Ende des Tages niemals erklären, warum es eine Seele gibt. Eine weitere problematische Neukonzeption ist die Smoothie-zubereitende-Happy-Fraktion, die mit großem Sendebewusstsein versucht, das alte indische Konzept popart-mäßig mit Weltverbesserungs-Ideologien aufzuladen /anzureichern, eine Art Neo-Hippie-Kult. Es gibt einen traditionellen Ansatz, den der Bund deutscher Yogalehrer vertritt – ein seriöser und fundierter Ansatz mit guten Argumenten, der aber aus meiner Sicht eher rückwärtsgewandt ist. Der vierte und letzte Ansatz ist der rein fitnessorientierte, ohne gesungenes OM und allein unter dem Aspekt, tolle Muskeln zu bekommen. Selbstoptimierung pur.

Keiner dieser Ansätze erfüllt, was nach meiner Überzeugung Yoga eigentlich vollumfänglich ist und sein kann. Die Leute, die zu Spirit Yoga kommen, suchen etwas, das sie in einer anderen Richtung nicht bekommen: eine Verbindung zu einem größeren Ganzen, über die Anforderungen des Alltags hinaus. Mein »Spirit Yoga« ähnelt der Erfahrung der Liebe. Erst durch den körperlichen Zugang tritt man in diesen beseelten Zustand ein, in dieses Gefühl der Anbindung. Es ist eine Art körperlich erfahrene Offenbarung. Alles, was man darüber sagen und lesen kann, ist nur eine Beschreibung, kann nur eine Einladung sein, die es so plausibel und wünschenswert erscheinen lässt, dass man ihr folgen möchte.

Es geht nicht darum, seine Muskeln zu perfektionieren, sondern darum festzustellen, dass man auch mit Speckrollen oder Gebrechen die Erfahrung machen kann, sich eins zu fühlen mit sich und der Welt, in sich zu ruhen, zu spüren, man ist eine Einheit aus Körper, Seele und Geist. Natürlich geschieht über den Weg der körperlichen Kräftigung erst mal eine Stärkung des Rückgrats. Schon dadurch wird man anders und ist kein Blatt im Wind mehr. Plötzlich spürt man, dass man den weltlichen Themen besser standhalten kann. Man entwickelt Resilienz und stellt sich den Lebensthemen gestärkt. Letztlich ist dann auch Scheitern keine Bedrohung mehr. Yoga gibt mir persönlich die Schubkraft zu sagen, ich kann alles da draußen riskieren, und es ist mir gleichgültig, ob ich mein Gesicht dabei verliere oder wer mich bewertet, weil ich weiß, es gibt ein tragendes Fundament, etwas, das mich abfängt und hält. Durch diese Haltung entsteht ein guter, wacher Kämpfergeist, eine Kraft, die sich nicht annullieren lässt, auch wenn es Kritik gibt. Man entwickelt Widerstandsfähigkeit, ganz einfach dadurch, dass man sich mit Yoga einen langen Atem antrainiert, Zentriertheit, Rückgrat, Kraft und Durchlässigkeit aufbaut. Was uns verloren gegangen ist, ist die Anbindung an etwas Transzendentales. Es ist sehr schwierig, davon zu sprechen, denn man denkt ja immer gleich, wie hochtrabend, wie entrückt. Ich glaube zunächst einmal ganz praktisch, dass diese Sehnsucht tatsächlich zusammenhängt mit »Sucht«. Die Sehnsucht nach Anbindung, das Sehnen, das Suchen. Lehrer wie Ana Forrest oder Tias Little – oder letztendlich auch ich selbst – wir agieren aus einer Sehnsucht nach Anbindung heraus.

Das Suchen, die Vorstellung, es müsse doch etwas geben, das in dieser Welt trägt, das über das tägliche Auf und Ab hinausgeht, das alles ist erfahrbar im Yoga. Ich habe durch meinen Yogaweg gelernt, mich selbst halten zu können, und ich habe das Gefühl, dadurch beziehungsfähiger geworden zu sein.

Was schon in den klassischen Schriften geschrieben steht, drückt auch mein Weltempfinden heute aus: Ich bin mir selbst genug. Ich brauche niemanden, um glücklich zu sein, weil ich gehalten bin in mir selbst und in einem größeren Kontext. Deshalb habe ich keine Erwartungshaltung an irgendein Gegenüber und kann relativ frei und offen in der weltlichen Welt mit Men-

schen Beziehungen eingehen und großzügig und wohlwollend sein. Gott ist nicht mehr wie früher allein im Zusammenhang mit Kirche zu entdecken. Dem Spiritualitäts-
konzept nach ist er in uns zu finden. Das klingt für
viele von Ihnen, liebe Leserin, lieber Leser, vielleicht
esoterisch, aber wenn genau das in der Yogapraxis erfahrbar wird, dass das Glück in uns zu finden ist, würde
uns das sicher alle nach vorne bringen, den Zynismus
der Intellektuellen, die Kaltherzigkeit in unserer Welt
stoppen können. Das würde eine Menge verändern.
Die ganze Realität wird dadurch geschaffen, wie
wir in Beziehung treten zu anderen. Wenn es gelingt,
Tiefsinnigkeit, Wärme und Zugewandtheit, Großzügigkeit, die nicht von außen oktroyiert wird, sondern
aus der Verbindung mit dem größeren Ganzen, aus
der Spiritualität entspringt, im Verhalten zu zeigen,
wenn sich diese Haltung mehr verbreiten würde, dann
könnte das spürbare gesellschaftliche Veränderungen
bringen.
Diesen Zugang möchte ich mit meinem Yoga den
Menschen eröffnen, damit Erstarrtes sich lösen kann.
Das funktioniert nicht durch Bekehren, sondern dadurch, dass ein Erfahrungsraum entsteht. Ich überlege
genau, wieviel Halt ich als Yogalehrerin biete, welche
Musik ich spiele, welche Stimmung ich erzeuge, um einen Rahmen der Spannung zu ermöglichen, denn diese
Anspannung, dieser hohe Level ist wichtig, um Ambivalenzen, Sorgen, Ängste, unaufgelöste Knoten im Leben
beiseitelegen zu können und um zu sich zu kommen.
Man kann, ja man muss Yoga, wie ich ihn lehre,
in eine Hitze, eine Intensität hineintreiben, damit wir

uns unserer existentiellen Begrenztheit bewusst werden und etwas riskieren, um nicht das Leben an uns
vorbeiziehen zu sehen. Das Bewusstsein, zwischen
Leben und Tod nur diese eine Zeitspanne auskosten
zu können, wird wachgerufen, wie bei gutem Sex. Nur
dann, wenn eine gewisse Flughöhe erreicht wird, kann
sich Loslösung ereignen, kann das Gefühl, getragen zu
sein im Kosmos, entstehen.

Ich freue mich, dass Sie daran interessiert sind, mich
und meine Welt des Spirit Yoga näher kennenzulernen.

Lassen Sie sich inspirieren.
Ihre

Patricia Thielemann

Ich bin in Hamburg geboren. Für meine Mutter war ich ein absolutes Wunschkind. Wenn man das als Kind erfährt, macht es ein Leben lang glücklich. Meine Eltern Lieselotte Rappaport, geboren 1929, und Peter Wolfgang Otto Thielemann, geboren 1933, gehörten zur Kriegsgeneration. Meine Mutter lebte in verschiedenen Beziehungen, bevor sie mit mir schwanger war. Damals gab es noch keine sicheren Verhütungsmittel, und so war sie drei Mal ungewollt schwanger geworden, von drei verschiedenen Männern. Aber es hatte sich nie richtig angefühlt, und so hat meine Mutter die Kinder nicht ausgetragen. Doch für mich entschied sie sich bewusst. Meinen Vater sah sie als Mittel zum Zweck an, denn den Glauben an die Männer hatte meine Mutter längst verloren. Wie so viele Frauen der Kriegsgeneration hatte sie die schlimmsten Erfahrungen gemacht. Sie hatte als blonde Jüdin in einem katholischen Waisenhaus und später als Dienstmädchen den Krieg überlebt. Sie war eine bemerkenswert unerschrockene Frau. Manchmal erzählte sie mir davon, wie es war, in jenen Zeiten um das Überleben zu kämpfen. Einmal, sie war Dienstmädchen, sollte sie bei einem Abendessen Berliner SS-Offizieren servieren. Das tat sie mit einem devoten Lächeln, ohne sich anmerken zu lassen, dass sie innerlich nichts als Verachtung und Furcht empfand. Es war Frühling, und es sollte Spargelsuppe geben, aus Meissener-Suppenschalen serviert. Meine Mutter tat etwas ganz Ekelerregendes, um sich ihre innerliche Distanz zurückzuerobern: **19**

Sie urinierte in den Suppentopf, rührte gut um und trat dann mit diesem geheimen Wissen fröhlich vor die Offiziere. Gottseidank wurde sie bei keiner ihrer subversiven Handlungen erwischt und überlebte den Krieg, ohne enttarnt zu werden.

Nach dem Ende des Krieges arbeitete sie einige Jahre als Zimmermädchen. Selbstbewusst wie viele Frauen ihrer Generation, die im Krieg allein zurechtkommen mussten, hatte sie irgendwann genug davon, andere zu bedienen und versuchte sich selbstständig zu machen. Viel war es nicht, was sie hatte sparen können, aber das bisschen Geld nahm sie und kaufte davon 30 Weihnachtsbäume. Zwei Tage vor Heiligabend stand sie mit ihren Nordmanntannen auf dem Hamburger Jungfernstieg. Heiligabend saß sie immer noch in der Kälte, umringt von 29 inzwischen unverkäuflich gewordenen Nadelbäumen.

Wenn ihr Ende schon bevorstand, dachte sie, dann sollte dieses wenigstens Stil haben und Aufsehen erregen, und frieren wollte sie dabei auch nicht. Ihr letztes Geld – einen Baum hatte sie ja schließlich verkauft – investierte sie in eine Flasche guten Gins. Den trank sie, während sie dabei zuschaute, wie die Weihnachtsbäume sich in ein wärmendes Feuer verwandelten. Später verwandelte sie sich in eine erfolgreiche Immobilienprojektentwicklerin.

Ich bin an der Hamburger Alster größtenteils bei meiner Großmutter aufgewachsen. Meine Eltern ließen sich scheiden, als ich vier Jahre alt war, und mein Vater erhielt, was ungewöhnlich für die Zeit war, das Sorgerecht. Meine Mutter konnte ihre Vergangenheit nie aufarbeiten, war zwar erfolgreich, aber hatte ein ernst zu nehmendes Alkoholproblem.

Mein Vater war ein gutaussehender Träumer, der in einem riesengroßen, vergoldeten Rokoko-Bett mit vielen schönen blonden Frauen schlief. Als Hamburger Immobilien-Entwickler fuhr er im Pelzmantel in einem von zwei Eseln gezogenen Schlitten um die Hamburger Außenalster, als wäre er Dr. Schiwago.

Anders als meine Mutter, die auf großem Fuß lebte und laut lachend sehr bestimmt ihren Weg ging, war mein Vater bis zum Ende ein Gefangener zwischen den Welten. Mit seinem Hang zu Marienstatuen, russischen Ikonen und Kaninchenfelldecken lebte er diskret hinter geschlossenen Gardinen auf sehr unkonventionelle, mitunter exzentrisch anmutende Weise. Nach außen hin gab er sich hanseatisch zurückhaltend und war immer bemüht, einen guten Eindruck zu machen, um die Anerkennung der guten Hamburger Gesellschaft. Doch er hat sie nie bekommen.

Ich habe diesen warmherzigen, narzisstischen Paradiesvogel über alles geliebt. Als er 50 Jahre alt war, erlitt er einen Herzinfarkt. Manchmal denke ich, dass er an seiner Angst und Bindungsunfähigkeit zu Grunde gegangen ist.

Ich erinnere mich daran, wie ich als Kind unter der Woche mit Samthaarschleife und Lackballerinas bei meinem Vater lebte. Von ihm streng an der Kandarre gehalten, ging ich brav auf ein gutbürgerliches Hamburger Gymnasium. Am Wochenende sah mein Leben ganz anders aus. Meine Mutter hatte wieder geheiratet, und ich saß bis nachts um drei Uhr in den Bars meines schwulen Stiefvaters mit schillernden Transvestiten zusammen, die okkulte Sitzungen abhielten, in denen sie die Toten zu sich riefen.

Im Hintergrund lief »Boney M«. Wir saßen an dem großen Lacktisch, an den sie sich auch zum Koksen setzten. Jedes Mal, wenn sich die Wiskey-Gläser aus mir unerklärlichen Gründen anfingen zu bewegen, fingen wir alle hysterisch an zu kreischen.

Ich war schon damals 1,80 groß, blass und asthmakrank. Auch wenn ich mich gern an meine ungewöhnliche und irgendwie auch schöne Kindheit zurückerinnere, fehlte es doch an Ordnung, Liebe und Geborgenheit.

Wenn es irgendjemanden gab, der mich verstand und umsorgte, dann meine Großmutter. Sie war klug, witzig und eine gestandene ältere Dame, die alles für mich tat. Sie war schon 80 Jahre alt und stand jede Woche stundenlang in der Kälte, während ich Eiskunstlauftraining hatte. Unermüdlich übte sie mit mir französische Vokabeln und Texte für Vorsprechrollen am Theater.

Und wie stolz sie war, als ich neben ihrem großen Jugendschwarm Johannes Heesters im Hamburger Operettenhaus die kleine Gigi spielte und später im Thalia Theater einen Geist im Faust. Wenn ich allerdings mal nicht so glänzte, schlug sie mich mit der Rückseite einer Elfenbeinbürste grün und blau. Ich habe meine Blessuren davon getragen, aber meine Seele ist trotzdem heil geblieben. Ich scheine eine verhältnismäßig gute Resilienz entwickelt zu haben ...

Meine Mutter wurde dann sehr spät in ihrem Leben doch noch glücklich. Wie gesagt heiratete sie diesen wunderbaren schwulen Mann, den ich sehr geliebt und von dem ich viel gelernt habe. Meine Mutter ging, wie sie gelebt hatte. Sie war erst 60 Jahre alt, als sie einen Herzinfarkt hatte: Mit einem Glas Champagner in der Hand stand sie in der Lobby eines Grandhotels und sank einfach zu Boden.

Meine unerschrockene Mutter hat mich sehr geprägt. Auch ich schüttele mich nach Tiefschlägen wie ein wildes Tier nach dem Kampf, lecke meine Wunden und wage bald den nächsten Sprung nach vorne.

Ihr letzter Mann lebt leider auch nicht mehr. Er nahm sich vor ein paar Jahren wegen massiver Geldsorgen das Leben. Das war entsetzlich für mich.

Ich werde immer wieder gefragt, was mich denn bewogen hat, Yogalehrerin zu werden.

Damals, als ich mit 13 Jahren als Geist im Faust auf der Bühne des Hamburger Thalia Theaters spielte, kam es mir jeden Abend so vor, als würde die Welt stillstehen.

Es war nicht die große Bühne, die ich suchte, sondern der Einklang, der entsteht, wenn eine Inszenierung aufgeht, dieses einzigartige Gefühl des Getragenseins, des Sich-wirklich-eingebunden-Fühlens in ein großes Ganzes. Hätte ich dieses erste Bühnenerlebnis nicht gehabt, wäre ich vielleicht Architektin geworden, denn ich habe einen Sinn für die Gestaltung von Räumen, und es beruhigt mich, zu spüren, dass der Boden sicher trägt.

Natürlich wusste ich im Alter von 13 Jahren noch nicht, wie ich dieses bewegende Einheitsgefühl, das ich in Goethes Faust erfahren hatte, hätte erneut herstellen können. Ich ging davon aus, dass das Theater und die Schauspielerei für mich der Weg sein würde, um dieses tiefe Getragensein regelmäßig zu erleben.

Damals hätte ich mir nicht vorstellen können, dass Yoga mir diesen Weitblick, diese bemerkenswerte Perspektive auf das Leben hätte bieten können.

Meine Mutter hatte mich als Jugendliche ein paar Mal zum Yoga mitgenommen, in der Hoffnung, dass sich dadurch vielleicht mein Asthma legen und mein unbeholfener, irgendwie angsterstarrter Körper geschmeidiger werden würde. Aber diese Wirkung stellte sich nicht ein. Die Lehrer, die diese Kurse leiteten, überzeugten mich nicht. Sie wirkten auf mich irgendwie kleingeistig in ihren Thesen, und sie schlichen auf Zehenspitzen durch den Raum. Was sie predigten, klang idealistisch, aber einen Bezug zum wirklichen Leben hatte das Ganze für mich damals nicht.

Diese Lehrer atmeten ständig seufzend, litten unter chronischer Unterspannung, was sie schlaff wirken ließ, und hatten einen belehrenden Unterton, wenn sie mit ihren Schülern sprachen.

In Ehrfucht vor ihren meist indischen Yogameistern zitierten sie die immergleichen, nicht wirklich erleuchtenden Sätze. Fast konnte man sie bedauern, schienen sie doch ergebene Opfer ihrer leicht undurchsichtigen Lebensumstände zu sein. Auch aus heutiger Sicht finde ich es viel interessanter , wenn Menschen sich ihrem spannungsgeladenen Alltag stellen, als sich dem Leben und den damit verbundenen Anforderungen entziehen und beklagen, dass die Welt auf den Untergang zurast, um dann für den Frieden Shanti Om zu singen.

Doch ich bin dankbar dafür, dass ich in jungen Jahren den Unterricht dieser Lehrer kennenlernen konnte, denn sie haben mir die Grundlage für meine bis heute andauernde Auseinandersetzung mit dem Thema geliefert.

Später in Amerika lernte ich dann Brian, den Vater meiner Kinder, kennen. Er ist für mich auch derjenige, der die Brücke von meiner Schauspielerei zum Yoga mitgebaut hat.

Ich begegnete ihm auf einem Vorsprechen für ein Theaterstück. Sein Job war es, die Gebärdensprache seiner damaligen taubstummen Freundin für den Regisseur und die anderen Schaupieler zu übersetzen.

Er tat das so einfühlsam, dass ich nach zwei Minuten nicht mehr wusste, ob die Taubstumme in für mich hörbaren Worten zu mir sprach oder ob Brian seine Rolle so verinnerlicht hatte, dass er mit der Theaterfigur, die seine Freundin spielte, komplett verschmolz.

Brian hat einen wunderbaren jüdischen Humor und arbeitete damals eigentlich als Komiker. Wie Woody Allen ist er sehr klein, aber besser trainiert und ein schönerer Mann. Mir reicht er bis zur Brustwarze. Auf unserem Hochzeitsfoto steht er auf der zweiten Stufe einer Treppe, während ich, im siebten Monat schwanger und zu ebener Erde stehend, nicht nur trotzdem größer war, sondern auch das doppelte Kampfgewicht auf die Waage brachte.

In Hollywood vermittelte mir mein Agent immer mal wieder Castings für größere TV Comedy Shows. Nicht etwa, weil ich so wahnsinnig komisch bin, sondern weil ich äußerlich perfekt die deutschen Klischees verkörpern kann. Ich muss selber lachen, wenn ich daran denke, aber ich schien die ideale Besetzung für die parodierte deutsche Frau, die Angst einflößende, Männer peitschende Hildegard, die Kampfschwimmerin. Das Problem war, dass ich, obwohl ich gut Englisch sprach, die Situationskomik nicht verstand. Das war dann zwar manchmal ungewollt komisch, aber viele der Rollen als böse Krankenschwester oder Wikingerbraut gingen mir so durch die Lappen.

Brian tat alles, was in seiner Macht stand, um mich zum überzeugenden Sitcom-Star zu machen. Er erklärte mir jede Pointe hundertdreiundzwanzig Mal, arbeitete jahrelang mit mir an meinem Timing, zeigte mir, wie ich die amerikanischen Klischees noch mehr unterstreichen konnte und fuhr mich auf den sechs-spurigen Autobahnen von einem Casting-Termin zum nächsten. Es hat leider alles nichts genützt – ich bin in Amerika schließlich Yogalehrerin geworden und nicht Schauspielerin.

Brian hat sich nicht nur beruflich enorm um mich bemüht, auch als Mann stand er mir fest zur Seite. Er gab mir das Gefühl, schön und begehrenswert zu sein. Ich habe seine Liebe wie eine Wüstenblume, die gegossen wird, aufgesogen. Durch ihn blühte ich auf und entwickelte das Vertrauen, in diesem Leben so ziemlich alles schaffen zu können. Das ist enorm viel wert. Ich wünsche jeder Frau einen Mann wie Brian.

Warum ich ihn dann irgendwann verlassen habe, weiß ich gar nicht genau.

Vielleicht hat mich mein Kindheitstrauma eingeholt, oder es war die Midlife Crisis, auf jeden Fall verliebte ich mich neu. Dieses Mal in einen 16 Jahre jüngeren, sehr ambitionierten Mann, einen lebenshungrigen Halb-Algerier. Unsere Beziehung dauerte fünf Jahre.

Am Ende hat auch er mir gut getan. Er spiegelte mein eigenes Geltungsbedürfnis und meine narzisstischen Züge, und es gelang mir vermutlich durch ihn, die Wut auf meinen Playboy-Vater loszuwerden. Ich beendete unsere Beziehung in einem vollen Londoner Szene-Restaurant. Er sagte etwas Hässliches, ich ohrfeigte ihn und schüttete ihm eine Flasche Rotwein über den Kopf.

Auch wenn es sich so anhört, als würde ich in meinem Leben immer im Fahrersitz sitzen, ist das keineswegs so. Im Gegenteil: In den Jahren mit dem heißblütigen Algerier habe ich mich im Beifahrersitz durchschleudern lassen und bin dabei fast aus der Kurve geflogen. Aber genau das habe ich gebraucht, um meine wahre Identität zu finden. Es sind nicht die Ereignisse in unserem Leben, die uns zu dem machen, was wir sind, sondern die Art und Weise, wie wir mit dem, was uns widerfährt, umgehen. Wie wir mit dem, was in unserem Leben passiert, in Beziehung treten, entscheidet darüber, ob wir uns selbst näher kommen oder zum Opfer der Umstände werden.

Ich würde sagen, dass ich heute, gerade auch durch die Niederlagen in meinem Leben, anderen Menschen authentischer begegnen kann. Ich habe gelernt, dass es nicht um Überleben, sondern um Erleben geht.

Wenn ich heute als Yogalehrerin erfolgreich bin, dann, so denke ich, nicht, weil ich jeden Tag im Kopfstand stehe (das tue ich auch), sondern weil ich das Leben an mich heran lasse, weil ich geschult darin bin, aus Niederlagen zu lernen, um dann noch beherzter wieder aufzustehen. Meine Schüler vertrauen mir, weil ich nicht vorgebe, auf alles eine Antwort zu haben, aber es zu meiner Lebensaufgabe gemacht habe, den Dingen auf den Grund zu gehen. Es geht in diesem Leben nicht nur um mich, sondern vor allem auch darum, einen konstruktiven Beitrag zu leisten.

Mein damaliger Schauspiel-Coach Larry Moss sagte immer: »I don't want to be saved, I want to be spent.« Das geht mir auch so. Ich finde es fantastisch, dass man mit Hilfe von bestimmten Atemtechniken vielleicht das Leben verlängern kann, doch wenn es nur lang war, aber ohne Einfluss- und Anteilnahme, dann finde ich das uninteressant. Ein sinnvolles Leben zeichnet sich für mich dadurch aus, dass jemand in der Lage ist, sich wirklich einzubringen und somit anderen das Leben ein Stück besser oder leichter macht. Als Yogalehrerin empfinde ich mich als jemand, der Licht in die Dunkelheit bringt. Wenn ich Yoga unterrichte, dann verwende ich verlässliche Techniken, aber dahinter wirkt all das, wofür ich in meinem Leben stehe.

Nicht ich bin es, die das Licht in die Dunkelheit eines anderen Menschen bringt – sondern der Praktizierende tut das letztendlich selbst. Ich diene einfach nur als Inspiration und Begleitung. Ich strebe nach Kontur und Schärfe. Ich tue das, weil mir Yoga enorm viel bedeutet und weil ich das, was ich als bemerkenswert am Yoga erachte, klar und deutlich zum Ausdruck bringen möchte.

Wenn wir uns einbringen, mutig durch das Leben gehen, uns berühren lassen, ein starkes Rückgrat haben, wenn wir fallen und wieder aufstehen, wenn wir vom Weg abkommen und die Spur wieder aufnehmen, dann ist das in meinen Augen ein gutes Leben.

1997 ging ich nach Los Angeles. Drei Jahre zuvor hatte ich in New York an einer Schauspielschule studiert, und das Leben hatte mir dort sehr gefallen. Auch Yoga faszinierte mich damals schon. Die Idee, eines Tages nach Kalifornien zu ziehen, das auch als westliches Mekka des Yoga galt, und dort Yoga und Schauspielerei zu verbinden, entstand schon in New York.

»Ich ging nach Los Angeles« – wie einfach das klingt – wie ein Roman oder die Biographie eines Hollywoodstars. In Wirklichkeit musste ich erst einmal herausfinden, wie ich an eine Greencard kam. Ich war ja schließlich keine Investmentbankerin oder Anwältin für Kapitalmarktrecht. Trotzdem glaubte ich ganz selbstverständlich, dass es mir schon gelingen würde. Ich spürte keinerlei Angst und Bedenken, mein altes Leben hinter mir zu lassen. Schon ein paar Mal hatte ich die Erfahrung gemacht, dass es in meinem Leben keine halben Sachen gibt. Wenn ich etwas mache, dann mache ich es mit ganzem Herzen, dann denke ich groß.

Ich hörte mich also ein bisschen um und fand einen Anwalt, der mir versicherte, die Voraussetzungen für eine Einwanderung zu erfüllen. So lud ich meine Habseligkeiten in Hamburg in einen Übersee-Container. Dann kam der schwerste Schritt. Ich trennte mich von meinem wirklich liebenswerten Mann, einem einfühlsamen Musikproduzenten und einer wandelnden Jazz-Enzyklopädie.

Ich hinterließ die berühmte verbrannte Erde. Auf diesen Teil der Geschichte bin ich nicht stolz. Doch als ich dann drüben war, sagte der Anwalt plötzlich: »Das reicht nicht, Du bist kein Star. Für eine Greencard der »Extraordinary Ability« hast Du eigentlich doch nicht genügend als Schauspielerin vorzuweisen.« Das war keine schöne Beschreibung meiner Person. Aber nun war ich einmal da und wollte nicht sofort aufgeben. Was sollte ich tun? Ich setzte mich an den zerkratzten Schreibtisch meines billigen Zimmers, nahm meinen alten Füller und schrieb Briefe an alle möglichen Leute. Ich überlegte, wer von den Hollywood-Größen Deutsch sprach und wandte mich an Roland Emmerich, Uli Edel und an Arnold Schwarzenegger natürlich, aber auch an andere Stars wie Tom Cruise und den Regisseur Oliver Stone. Von allen war Oliver Stone der einzige, der reagierte. Drei Tage, nachdem ich die Briefe abgeschickt hatte, rief sein Assistent an und sagte die schlichten Worte, die ich hören wollte: »Ja, Oliver möchte Dich gern kennenlernen.«

Aufgeregt erzählte ich meinen amerikanischen Freunden von dieser hoffnungsvollen Verabredung, aber sie schüttelten nur alle den Kopf, als wären sie um meinen Ruf besorgte Tanten und Onkel: »Patricia, pass bloß auf!« Sie warnten mich, Oliver Stone habe einen ganz schlechten Leumund und gelte in der Branche als jemand, der seine Macht sexuell ausnutze. Sehr wahrscheinlich, so meinten meine Freunde, wirst Du Deine Greencard nicht umsonst bekommen.

Ich betrachtete das Ganze jetzt als interessantes Experiment. Während ich mein kleines Auto auf den Highway nach Santa Monica lenkte, stellte ich mir die moralische Frage, wie weit ich für eine Greencard gehen würde. Ich dachte ganz sachlich darüber nach und wusste auf dem Weg dorthin, dass ich verdammt weit dafür gehen würde, eine Greencard zu bekommen. Wenn es nötig wäre, würde ich eben mit Oliver Stone schlafen. So, da war es heraus. Im Nachhinein muss ich immer lachen, wenn ich daran zurückdenke. Als ich dann sein Büro betrat, war all mein Mut von jetzt auf gleich zunichte. Er hatte mich kaum aufgefordert, mich zu setzen, da brach ich schon in Tränen aus und stammelte schluchzend, ich würde so gerne in Amerika bleiben, denn ich wolle hier das letzte Puzzleteilchen finden, das mir noch fehle und ich würde alles tun, um der Wahrheit auf die Spur zu kommen: »Und ich würde auch«, weinte ich, »mit Ihnen schlafen.« Das muss man sich mal vorstellen! Der arme Oliver Stone! Er empfand das bestimmt als das Gegenteil von sexy. Und was tat er? Er reagierte ganz anders als erwartet. »Atme doch erst mal tief durch«, sagte er bloß ganz cool. Damals befasste er sich mit Buddhismus, und zu meinem Glück war er mitten in einer Phase, in der er dachte, unbedingt Gutes tun zu müssen. Er schaute mich an und sagte: »You know what? Ich schreibe Dir den Brief, den Du brauchst.«

Und das tat er. Innerhalb von drei Tagen bekam ich meine ersehnte Greencard und konnte für immer in Amerika bleiben. Mir gab das eine unglaubliche Zuversicht, dass man, wenn man fragt und um Hilfe bittet, diese auch bekommt. Für diese offene Art und das klare Formulieren meiner Absichten bin ich belohnt worden. Wer sich öffnet und sich zeigt, wie er ist und wofür er steht, geht am Ende nicht vor die Hunde. Daran glaube ich.

Damit ging das Abenteuer allerdings erst richtig los. Was aussah wie die Verwirklichung meiner Träume als Schauspielerin, wie der mutige Versuch, im Mittelpunkt des Universums der Filmindustrie durchzustarten, war eigentlich ein Akt purer Verzweiflung. Ich wusste nicht, wer ich wirklich war und sein wollte. Ich lief einer utopischen Vorstellung von mir selbst hinterher. Ich war wie ein ambivalentes Fabelwesen mit wunderschön geschminkten roten Lippen und fantastischen High Heels. Meine Identität als Frau und meine Zukunft – nichts stimmte, nichts passte. Ich befand mich in einer Sackgasse. Um endlich als Frau, die jemand lieben könnte, gesehen zu werden, war ich bereit, mich ganz schön zu verbiegen. Und eigentlich verriet ich mich damit ständig selbst.

Da begegnete ich in Los Angeles Ana – echt, wach, mutig, kämpferisch und diszipliniert. Ich hatte Glück, denn ihr Studio wurde gleich zu einer meiner ersten Stationen. Die berühmte Yoga-Kriegerin Ana Forrest! Sie hatte ein erstaunlich kleines Yogastudio auf der Montana Avenue in Santa Monica. Es lag im Hinterhof im ersten Stock und war ein recht unspektakulärer Ort. Nicht für mich, sollte sich herausstellen. Kaum angekommen, stand ich Ana gegenüber und noch bevor sie einen Satz gesagt hatte, war ich von ihrer Erscheinung tief beeindruckt. Mit ihrer braungebrannten Haut, ihrem rabenschwarzen langen, zum Zopf gebundenen Haar und den durchdringenden Augen sah sie aus wie eine Schamanin. Sie hatte den Look einer Native American, als wäre sie einem Stamm der indianischen Ureinwohner entsprungen.

Einer ihrer Leitsätze – das wusste ich damals schon, darum hatte ich sie aufgesucht – lautete »Evolve or Die« – »Entwickle Dich oder Stirb«. Dafür stand sie – sie lebte vor, dass es trotz schwerster Startbedingungen und einer grauenvollen Kindheit und Jugend möglich ist, in dieser Welt die Kurve zu kriegen und ein gutes Leben zu führen.

Ich blieb fünf Jahre, in denen ich sie bewunderte für ihre zupackende Art, ihre ungeheuren seelischen und körperlichen Kräfte, ihre virtuose Yogapraxis, ihre extreme Hingabe, ihre herbe Schönheit, ihre Authentizität und große Sensibilität. Von Ana habe ich gelernt, dass ich keineswegs auf die Absolution eines männlichen Partners oder großen Gurus warten sollte, sondern selbstbestimmt meinen eigenen Weg entdecken und gehen kann.

Ihr Unterricht war anders – wirklich anders als alles, was ich sonst so aus dem Yoga kannte. Es machte wirklich etwas mit einem, es war eine tiefgreifende Erfahrung. Es hatte eben so etwas von einer indianischen Schwitzhütte. Ich fühlte mich wie in einem schamanischen Ritual. Ana nahm kleine Büsche von getrocknetem Salbei, zündete die knisternden Blätter an und ließ den wohltuenden Rauch sich im Raum verbreiten. Heizlüfter sorgten dafür, dass wir schnell schwitzten und der Rauch intensiv in der Luft hing. Jeden Morgen fuhr sie die Intensität nach oben und ließ uns während der nächsten zwei Stunden intensiv arbeiten, an Seele, Geist und Körper. Es ging richtig ans Eingemachte. Ich war unsicher, rigide und befangen. Ich schwitzte auf meiner Matte, und versuchte, die schmerzhaften Erfahrungen meiner Kindheit mit auszuschwitzen. Mal mehr, mal weniger mutig stellte ich mich meinen scheinbar zahllosen Unzulänglichkeiten, zitterte ängstlich im Handstand, schwächelte in den harten Bauchübungen, kämpfte wutentbrannt gegen mich selbst in den endlosen Kriegerhaltungen, quälte mich in den Rückbeugen, um meinen eigenen Schutzpanzer durchlässiger zu machen. Immer mal wieder verkroch ich mich feige in der Ecke, wenn es wirklich zu viel war. Hungrig wartete ich, dass Ana zu mir kam und mich in den schwierigsten Asanas unterstützte. Mit schöner Regelmäßigkeit heulte ich mir die Seele aus dem Leib, nicht nur in der End-Entspannung Shavasana. Obwohl ich mich ein paar Mal sogar vor Anstrengung erbrechen musste, kam ich am nächsten Morgen wieder. Etwas Raubtierhaftes in mir rüttelte verzweifelt an den imaginären Gitterstäben und wollte raus.

Von Anfang an hatte ich das Gefühl, dass Ana die Gabe besaß, bei mir genau den Punkt zu berühren, an dem so etwas wie innere »Halte-Mechanismen« sitzen. Als könne man ein Zentrum im Körper lokalisieren, wo die Energien sich sammeln, mit denen man sich innerlich nach Kräften aufrechthält, um eben nicht in Verbindung mit dem Wesentlichen, mit dem Spirit zu treten – aus Furcht vor der Freiheit, vor dem, was das Aufgeben alles auslösen würde. Ana aber spürte das sofort und war imstande, solche »Halte-Mechanismen« zügig in nichts aufzulösen und jemanden zum Wesentlichen hinzuführen. Das tat sie auch bei mir ohne langes Zögern. Ich kam mit Rückgrat und muskulös bepanzert vom vielen Sport in ihren Kurs und dachte, ich würde das alles ganz einfach können – ihr hartes Training, ihre extreme yogische Schulung. Doch sie sagte nur: »Ich sehe, Du verfügst über große äußere Willenskraft. Aber was ist denn damit?« Und mit diesen Worten berührte sie einen kleinen Punkt auf meiner Brust. Sofort brachen meine Beine unter mir weg. Ich erlag so etwas ähnlichem wie einem epileptischen Anfall. Mein Körper begann zu zittern wie nie zuvor, ich fiel zu Boden und begann dabei entsetzlich zu heulen, weil auf einmal »Alles« rauskam.

Diese Berührung, und was sie damit auslöste, hat mich sehr tief beeindruckt. So begann meine intensive Lehrzeit bei ihr. Ich absolvierte mehrere Ausbildungen, schließlich assistierte ich ihr, begleitete sie in andere amerikanische Städte zu Konferenzen und Workshops und teilte ihr extremes Yoga-Leben. Um vier Uhr oder noch früher erhob sich Ana von ihrem Lager, um zwei Stunden alleine Yoga zu praktizieren. Um sieben Uhr begann das Programm der jeweiligen Ausbildungen. Erst nachmittags schenkte sie sich Ruhe, aß – viel Fleisch! – ruhte sich dann aus und las. Früh ging sie schlafen, um am nächsten Morgen denselben Ablauf zu beginnen. Das war ihr Leben, abseits davon hatte sie keines. Genau das war es, was mich so sehr beeindruckte – dass jemand nur für Yoga lebt.

In ihrem Buch hat sie bis in Details beschrieben, was für eine harte Vergangenheit hinter ihr liegt. Als Mädchen wurde sie sexuell missbraucht, und sie war schon als Teenager drogenabhängig. Es war Yoga, das ihr geholfen hat, sich selber auf die rechte Spur zu bringen. Wie alle ehemaligen Abhängigen und Suchtpersönlichkeiten musste sie ein sehr regelmäßiges Leben führen, darum auch ihr durch Yoga engmaschig durchstrukturierter Tagesablauf. So beeindruckend ich das finde, mein Weg hat mich in eine andere Richtung geführt. Von ihr lernte ich Wissen, Stärke, Können, Mut und Inspiration.

Es gibt etwas Grundsätzliches, in dem ich mich sehr von Ana unterscheide. Früher hat sie mich als Frau sehr beeindruckt, weil sie so kraftvoll und extrem ist. Ich mochte es, dass sie die Dinge sehr männlich und straight anging. Mir fehlte aber irgendwann der Zugang zum Weichen, Hingebungsvollen, zum Weiblichen. Als ich selber begann, mich danach zu sehnen, Kinder zu bekommen, da konnte Ana Forrest nicht mehr in dem Maße, wie ich es brauchte, meine Quelle der Inspiration bleiben. Sie hat nie Kinder bekommen, sie hat sich dagegen entschieden. Mir wurde bewusst, dass ich nach einer anderen weiblichen Leitfigur suchen musste. Angeleitet durch Ana hatte ich meine eigenen Kräfte geweckt, die Dinge anzupacken, nicht zu schnell Nein zu sagen, widerstandsfähig zu werden, Rückgrat zu entwickeln und die tiefer liegenden Verspannungen zu lösen. Aber dann wurde es Zeit für mich, auch andere Perspektiven kennenzulernen.

Das Zupackende, das in Ana Forrests Wesen als meisterhafte Yogini liegt, hat mich tief geprägt und ist von mir in ein sehr wichtiges Element im Spirit Yoga verwandelt worden. Das Spielen mit den Grenzen unserer körperlichen und mentalen Kräfte, das Erzeugen von Hitze im Inneren aller Anwesenden, dieses Gefühl, dass man etwas von der Yogapraxis will, vom Leben will. **37**

Diesen klugen, antreibenden Anteil an ihrem Stil habe ich in Spirit Yoga integriert.

Meine Kritik an Ana Forrest ist ganz simpel. Ich glaube einfach, dass wenn man in einem hochgeheizten Yogaraum zwei Stunden solche intensiven Übungen macht, es ganz natürlich ist, dabei fast ohnmächtig zu werden, weil man an körperliche und emotionale Grenzen stößt. Im Nachhinein stellt man aber fest, dass es nichts Bleibendes ist, im Gegenteil, auf dieses positive Gefühl folgt eine Art Schockstarre, weil das Nervensystem so etwas Extremes gar nicht verkraftet. Bei Anas Weg habe ich das Gefühl – weil die Grenzen nicht wirklich gesprengt werden, schaltet das Nervensystem auf »Alarm«, und dann werden Menschen krank. Nicht selten kriegen Schüler in den Ausbildungen plötzlich Grippe oder müssen sich übergeben. Mir ist das manchmal auch passiert. Das hat mir gezeigt, dass das ganz Extreme auch nur begrenzt sinnvoll ist.

Als ich das verstanden hatte, suchte ich nach Yogastilen, in denen leichtere Töne anklingen durften. Ich erwartete kreativere Lehransätze. Ich ließ mich anziehen von etwas mehr Oberflächenglanz, vom Schillernden, das die Leichtigkeit des Seins mehr zum Ausdruck bringen könnte.

So forschte ich und fand Shiva Rea und Seane Corns Klassen. Shiva Rea war zu der Zeit die erfolgreichste amerikanische Yogalehrerin. So wie Bryan Kest das Power Yoga entwickelt hat, die männliche, kräftezehrendere Variante, so steht Shiva Rea für den weiblicheren Vinyasa Stil. Rea's inspirierende Sequenzen sind sehr kreativ zusammengestellt. Sie spielt coole Musik und zitiert Literatur. Ihre Stunden sind wie ein wunderbares, harmonisches Zusammenspiel verschiedener Künste. Sie selbst ist sehr geistreich, sehr feminin, sie fühlt sich sehr wohl in ihrem weiblichen Körper und strahlt Freude und Zuversicht aus.

Schwierig war daran die Wirkung auf die zahlreichen Frauen in Los Angeles, die sich in erster Linie über ihr Äußeres definierten und meist wenig Halt in sich selber finden konnten. Sie waren es, die ins Schwimmen gerieten in diesem an sich schönen, fließenden Yogastil. Sie verloren die Orientierung, wenn Rea improvisierte, spontane Entscheidungen traf und es sehr gefühlig zuging.

Irgendwann wachte ich dann auf aus diesem Feel-Good-Yoga und gestand mir ein, dass ich zu pragmatisch war, um den Honig zu löffeln. Die fließenden Übungen, die Kreativität und die coole Musik sollen doch kein Selbstzweck werden. Es geht für den Schüler nicht darum, Akteur in einer Performance zu sein und sich darin zu verlieren, sondern darum, diese Mittel zu nutzen, damit die Schüler mehr zu sich finden. Deswegen darf man die Struktur nicht aus den Augen verlieren. Shiva Rea wurde so erfolgreich, dass man ihren schönen Body auf riesigen Postern am Times Square in New York sah, als wäre sie ein Broadway-Star. Das war mir zu viel Selbst-Marketing. Ich fand das bedenklich und doch sehr amerikanisch. Seane Corn gefiel mir. Mit ihrer Organisation »off the mat« baute sie Waisenhäuser in Afrika.

Bryan Kest – der dritte und letzte prägende Einfluss in der Zeit nach Ana Forrest – war damals das enfant terrible. Aus dem traditionellen sehr fordernden Ashtanga Yoga kommend, veränderte er diese eigentlich feststehenden Übungsfolgen, um Ashtanga alltagstauglicher und geeigneter für weniger trainierte Menschen zu machen. Was ihn aber hauptsächlich ausmacht, ist seine sehr direkte, authentische, mitunter absichtsvoll vulgäre Sprache. Die Scheinheiligkeit, die gerade dem amerikanischen Yoga bis dahin nicht fremd war, fegte er mit seinen Kraftausdrücken mal eben so von der Matte. Er besitzt einen fabelhaften Sinn für Humor, und dieser Witz blitzt auch in seinen Klassen auf. Seine Sequenzen haben Hand und Fuß. Bryans Timing ist präzise, seine Dramaturgie von Aufwärmen, Schwitzen und Abkühlen so stimmig, dass ich seine Klassen auch heute noch schätze. Er ist ein Master teacher.

Und gerade diese pragmatische, direkte Art hat mir den Mut gegeben, zu meiner hanseatischen Vergangenheit zu stehen und sie für mein Yoga zu erschließen. Ich muss nicht so tun, als sei ich wahnsinnig exotisch oder hätte 40 Jahre in Indien verbracht, sondern ich kann dort ansetzen, wo ich stehe und kann mir die Dinge zu eigen machen, verarbeiten und meinen eigenen Weg im Yoga finden. Das war wesentlich für mich.

So sehr ich mich inspiriert fühle durch diese amerikanischen Quellen, so sehr fühle ich mich als Europäerin, indem ich die Dinge etwas ruhiger, leiser und vernunftbetonter angehe, mich selbst etwas weniger in den Vordergrund spiele, als das in Amerika der Fall ist.

Meine Überzeugung ist es, dass man jetzt, wo Yoga in unserer Gesellschaft längst eingezogen ist, den gewaltigen indischen Überbau nicht mehr ständig braucht. Yoga wird inzwischen in jedem Fitnessstudio angeboten, da ist es eher relevant, nicht dauernd mit Sanskrit-Begiffen um sich zu werfen und zu betonen, was Yoga alles soll und kann, sondern vielmehr einen Rahmen zu schaffen, der den Menschen hilft, zu sich selbst zu finden. In Zeiten der Reizüberflutung und der Digitalisierung ist eine Hinführung in die Stille das Wichtigste.

3 DIE GRÜNDUNG VON SPIRIT YOGA

Irgendwann hatte ich es in Amerika geschafft: nicht als Schauspielerin, wie anfangs gedacht, aber viel glücklicher als Yogalehrerin. Und wie tiefenentspannt darf man sich das vorstellen? Unglaublich anstrengend. Jeden einzelnen Tag der Woche raste ich von morgens bis abends mit meinem kleinen Auto kreuz und quer durch Los Angeles, unterwegs über die sechsspurigen, ununterbrochen verstopften Freeways von Pasadena bis Venice Beach, um in unterschiedlichen Yogaschulen, anonymen Bürohochhäusern im Industriegebiet oder in den Villen der Superstars und Filmproduzenten Yoga zu unterrichten.

Spätabends, wenn ich todmüde nach Hause kam, schüttete ich den Inhalt meines Turnbeutels aus und betrachtete nachdenklich meinen Verdienst – mehrere zerknitterte 100-Dollar-Scheine. Ich fühlte mich desillusioniert. In Los Angeles gibt es beinahe so viele Yogalehrerinnen wie (Möchtegern-) Schaupielerinnen oder Pornodarstellerinnen. An manchen Tagen fühlte ich mich selbst wie eine Stripperin.

Ich hatte mich immerhin zwischen all den Cindys und Mandys durchgesetzt, ohne Amerikanerin zu sein. Ich gehörte zu den Top-Yogalehrern, hatte prominente Privatschüler und volle, begeisterte Klassen, ich war längst in der glücklichen Lage, mir frei aussuchen zu können, wo ich unterrichten wollte. Wirtschaftlich betrachtet hatte ich es geschafft, aber meinen ethischen und persönlichen Ansprüchen als Yogini genügte das, was ich dort tat, bei weitem nicht. Ich wusste, so könnte das einen oder zwei Sommer gut durchzuhalten sein, vielleicht sogar schön sein. Den Rest meines Lebens wollte ich so auf keinen Fall verbringen. Spaziergänge am Strand von Malibu oder Privat-Yogastunden in den Anwesen von Bel Air, der ganze Glitzer, Glanz und Glamour von L.A. waren schön für eine Weile, aber nicht für immer. Nicht ganz ein Jahrzehnt hatte ich in Kalifornien gelebt. Nun reichte es mir.

If you can make it there, you can make it anywhere. Damit ist New York gemeint, nicht aber, wenn es vor 15 Jahren um Yoga ging. L.A. war eindeutig die Stadt der Erfolgsbemessungsgrundlage. Doch nicht nur das ständige Hin-und-Her-Gehetze ging mir irgendwann auf die Nerven, sondern auch andere Aspekte des amerikanischen gesellschaftlichen Lebens und speziell des kalifornischen Lebensstils. Mit dem klischeehaften Frauenbild und den stereotypen Geschlechterrollen konnte ich wenig anfangen. Die meisten Frauen, die dort zum Yoga kamen, sahen wie Barbie aus und kreischten bei jedem Handstand mit viel zu hoher Stimme *»Oh my God, you are killing me!«*. Viele der Männer, unter ihnen Medienanwälte und Herzchirurgen, traten so auf, als hätten sie gerade eigenhändig einen Kampfjet durch Afghanistan geflogen. Je länger ich von ihnen umgeben war, desto mehr wusste ich: Hier bleibe ich nicht für immer. Irgendwann war es Zeit, die schöne Scheinwelt zu verlassen. Neun Jahre waren eigentlich schon viel zu lange gewesen. Für eine Weile ist es großartig, einen Traum zu leben, sich den Wind um die Nase blasen zu lassen, auszubrechen, sich von allem frei zu machen und ein völlig anderes Leben zu wagen. Wenn man dann merkt, dass dieser Traum nicht für ein ganzes Leben reicht, und dann nicht den Absprung findet, kommt irgendwann der Tag, an dem das positive Lebensgefühl kippt. Da wird aus dem bewusst gewählten einstigen Befreiungsakt Flucht vor der Verantwortung, Ausweichen vor der Realität. Ich war Mitte Dreißig. Es wurde Zeit, dass ich mich der Aufgabe stellte, meine nächste Lebensphase zu planen. Ich war wirklich überreif für den Absprung, als ich beschloss, in Deutschland meine eigene Yogaschule zu eröffnen.

In Berlin sollte das sein, weil ich nach einer so langen Zeit im LALA Land dringend Reibung, echte Auseinandersetzung im tatsächlichen Epizentrum der Kreativität suchte.

Ich musste nicht viel Überzeugungsarbeit leisten, um Brian zu überreden, mit mir nach Europa zu gehen. Er sagte zu mir: »Prima, dann machen wir jetzt eine Schar Kinder zusammen und bringen damit die Juden zurück nach Deutschland und mit meiner Comedy Impro-Show werde ich versuchen, die deutsche »Schadenfreude« in wirklichen Humor zu verwandeln.« Er sagte Schadenfreude, denn das ist ein eingebürgerter Begriff in den Staaten. Wie wollte man das auch übersetzen, diese deutsche Erfindung, sich auf Kosten anderer totzulachen? Wir waren uns einig. Berlin würde unsere Stadt werden. Hier würden wir unsere gemeinsamen Träume verwirklichen.

Bevor ich mich in Berlin auf die Familienplanung und das von mir ersehnte eigene Yoga-Center einlassen konnte, musste ich allerdings etwas nachholen, das mir unverzichtbar schien. Ich würde noch zu einem sechs Monate langen Indien-Aufenthalt aufbrechen. Es wäre undenkbar, in Deutschland eine Yogaschule zu eröffnen, ohne jemals Yoga im Ursprungsland studiert zu haben. Was ich dort erlebt habe, erzähle ich im sechsten Kapitel.

Nach dem langen Indien-Aufenthalt kehrte ich noch einmal nach Los Angeles zurück, um mich mit einer großen Farewell-Party zu verabschieden und meine Sachen zu packen.

Der Anfang unserer Familien- und Unternehmensgründung war sehr aufregend. Wir schliefen bei unserer Freundin Edda, einer Filmemacherin, die ich aus meiner Zeit in Amerika kannte, in ihrem Kreuzberger Loft auf der Ausziehcouch.

Damals, Anfang des Milleniums, war der Berliner Immobilienmarkt noch nicht vollkommen explodiert, gleichwohl war es natürlich ein Wagnis, alle Ersparnisse zusammenzukratzen, um ein derart großes Yoga-Center zu eröffnen. Halbe Sachen habe ich noch nie gemacht. Ein zum Yogastudio umfunktionierter Raum in einer Drei-Zimmer-Hinterhaus-Altbau-Wohnung wäre für mich nicht in Frage gekommen. Dass es aber dann allerdings gleich ein 400 Quadratmeter Penthouse am Hackeschen Markt werden sollte, stand nicht von Anfang an in meinem Businessplan.

An einem bitterkalten und düsteren, typischen Berliner Winter-Nachmittag schlenderten wir – wie viele Touristen und Neuankömmlinge – über den Hackeschen Markt. Wir besuchten das Museum der Blindenwerkstatt Otto Weidt, liefen durch alle sieben Hackeschen Höfe und kamen am Ende unserer kleinen Tour, als wir schon völlig durchgefroren waren, an den jüdischen Stolpersteinen vorbei, um schließlich die Rosenhöfe zu entdecken.

Es bot sich uns ein surreal anmutendes Bild. Draußen herrschten Minusgrade, und hier in diesem Hof blühten wunderschöne Rosen. Erst Jahre später erfuhren wir, dass der Innenhof von unten den ganzen langen Winter über beheizt wurde. Bis dahin hielten wir den Ort schlicht für verzaubert.

Alle Gebäude waren hell erleuchtet, und oben thronte ein großzügiges gläsernes Penthouse.

Es hing nirgends ein Schild »Zu vermieten«, wie wir gehofft hatten, aber der riesige Raum mit seiner einzigartigen geschwungenen Holzdecke war leer. Wir wussten beide, dass dies der Ort war, den wir insgeheim gesucht hatten. Ich schreibe »Wir«, weil Brian genauso empfand wie ich, aber keinen Pfennig Geld besaß, im Gegenteil, er musste noch ein hohes Studiendarlehen zurückzahlen, das er gebraucht hatte, um seinen Master in Theater-Management zu machen. Das wirtschaftliche Risiko musste ich also allein auf meine Kappe nehmen. Zwei Wochen später unterzeichnete ich den Mietvertrag. Das Penthouse befand sich noch im Rohbau, und um es auszubauen, brauchte ich einen Kredit. Erstaunlicherweise bewilligte die Berliner Sparkasse den verhältnismäßig hohen Kredit für ein Yoga-Studio.

Ich weiß bis heute nicht, ob mein Konzept so überzeugend geschrieben war, oder ob es damals einfach leichter war, Gründerkredite zu bekommen, aber die Bank stand mir in jedem Fall zur Seite und ermöglichte mir meinen Traum. Wenn »Spirit Yoga« der Atem ausgegangen wäre, wäre die Dame aus der Kreditabteilung vielleicht nicht länger so nett zu mir gewesen, und ich wäre zu einem Sozialfall geworden, denn ohne volle persönliche Haftung hätte ich mein Yogastudio nie bekommen.

Als »Spirit Yoga« 2004 die Türen öffnete, war das ein Ereignis. Nicht nur brachte Spirit Yoga frischen Wind in die Berliner Yogalandschaft, auch vom Design her wirkte das großzügige Yogastudio für damalige Verhältnisse spektakulär. Wir freuten uns über eine freundliche und umfangreiche Berichterstattung in den Medien, die viele Neugierige zu uns kommen ließ. Andere kannten Yoga bereits aus Amerika. Trotz dieser ermutigenden Resonanz am Anfang wussten wir, wir würden uns gewaltig ins Zeug legen müssen, um das Yogastudio zum Laufen zu bringen. Das gelang so gut, dass wir schon im ersten Monat von den Einnahmen unsere Miete zahlen konnten.

Ich musste mich allerdings selbst, was die Buchhaltung anbelangte, ziemlich disziplinieren.

Dass es keine gute Idee war, trotz Hunger nach einem langen Tag, eine Nussmischung aus dem Verkaufsregal zu essen, musste ich erst lernen. Auch dass es klug ist, Rücklagen zu schaffen, um am Ende des Jahres davon Steuern bezahlen zu können. Das musste ich als Freischaffende in Amerika nicht. Da hatte ich am Ende des Jahres immer einem Hobbybuchhalter, der sonst Fahrlehrer war, einen großen Schuhkarton mit Rechnungen hingestellt. Noch heute, wo ich schon seit 15 Jahren Geschäftsfrau bin und drei Studios mit 200 Mitarbeitern leite, empfinde ich manche der organisatorischen Angelegenheiten als anstrengend, aber ich arbeite mich da tapfer hindurch.

Spirit Yoga wuchs und Brian unterstützte mich. »Honey«, sagte er, »we are doing something really meaningful – we are the ones, that bring the warmth – the sunshine from california and by doing so, we make Berlin a little brighter. We are giving all these people that come to us a yoga home and we are creating a healing atmosphere, that gives all of those Berliners hope, new strength and a completely new lightness of being.«

(Wir würden etwas wirklich Bedeutendes tun, indem wir mit Spirit Yoga die kalifornische Sonne und Wärme nach Berlin brächten, eine heilsame Atmosphäre kreierten, der Stadt Hoffnung, Kraft und eine neue Leichtigkeit schenkten.)

Das klang schon damals etwas pathetisch, und vermutlich muss man Amerikaner sein, um so etwas sagen zu können, aber nichts anderes war tatsächlich unser Ziel. Wir arbeiteten bis zum Umfallen, um unsere Sache gut zu machen. Ich unterrichtete wie eine Weltmeisterin, und Brian übernahm viele der organisatorischen Aufgaben.

Gemeinsam gingen wir ans Putzen und Streichen und verlegten provisorisch Elektrokabel.

In dieser frühen Zeit kam irgendwann eine an sich sehr nette Frau zu mir und sagte: »Sorry Patricia, aber die Matten riechen etwas streng.« Das war schlimmer, als wenn sie gesagt hätte, mein Unterricht sei langweilig. Im Unterrichten war ich damals dank vieler Aus- und Weiterbildungen und jahrelanger Erfahrung sehr sattelfest, aber ein so großes Yogastudio zu leiten, war eine völlig neue Aufgabe für mich.

An dem heißen Sommertag, als die Matten also schlecht rochen, hatte ich bereits fünf Yogaklassen unterrichtet und räumte noch auf, obwohl es längst nach 23 Uhr war. Plötzlich überkam es mich.

Ich prüfte jede einzelne Yogamatte auf ihren Geruch und schleppte dann 47 Yogamatten in die Umkleide, um sie, eine nach der anderen, in der winzigen Designerdusche mit Haarschampoo zu waschen. So fand mich Brian, nass und schluchzend in BH und Unterhose unter der Dusche, begraben unter dutzenden von eingeschäumten Yogamatten. Ich war in dem Moment nicht nur am Rande eines mittleren Nervenzusammenbruchs, ich war auch schwanger mit Benjamin, unserem ersten Sohn. So sehr wir uns auch freuten, stellte es uns auch vor weitere, größere Herausforderungen. Ich unterrichtete sowieso schon viel zu viel, weil es mir damals in Berlin kaum möglich war, Lehrer zu finden, die meinem Anspruch gerecht wurden. Wir luden deshalb oft Lehrer aus Amerika ein, aber das war im Hinblick auf die Reisekosten meist ein teures Vergnügen.

Da stand es nun, mein riesiges Yogastudio. Ich hatte eine klare Vorstellung von dem, was einen guten, lebendigen Yoga-Unterricht ausmacht, aber ich konnte einfach nicht die passenden Lehrer finden. Und ich entwickelte mich schon im vierten Monat der Schwangerschaft zu einem kurzatmigen, behäbigen Wal. Es musste also schnell eine Lösung gefunden werden.

Ich sagte zu Brian: »Wenn ich in Berlin keine Yogalehrer finde, die meinen Vorstellungen entsprechen, dann muss ich eben selber welche ausbilden. Das Problem war nur, dass die typischen Schwangerschaftsbeschwerden es mir nicht mehr erlaubten, die Asanas, die körperlichen Grundlagen des Yoga, selbst zu unterrichten. Wir planten die erste Ausbildung dennoch, und drei Monate später saßen 28 hoch motivierte, angehende Yogalehrer vor uns auf ihren Matten.

Neben einem Anatomie- und einem Philosophie-Dozenten luden wir Diana Beardsley, eine meiner

Ausbilderinnen aus dem Center for Yoga in Los Angeles ein, um für mich den praktischen Teil der Asana-Lehre zu übernehmen. Die didaktischen Aspekte und alles, was die »Spirit Rezeptur« anbelangt, unterrichtete ich bis ins letzte Schwangerschaftsdrittel und weiter nach dem Wochenbett selbst. Mittlerweile ist das Spirit Yoga Teacher Training zu einer fundierten und renommierten Ausbildung herangereift. In diesem ersten Jahrgang lief die Ausbildung noch nicht so perfekt durchgeplant wie heute. Aber einige der Lehrer, die in diesem allerersten Jahrgang vor zwölf Jahren dabei waren, zählen auch heute noch zu den besten und authentischsten Yogalehrern der Schule.

Neben dem regulären Teacher Training entwickelte ich ein spezielles Yoga-Programm für Schwangere und für die Zeit nach der Geburt. Ich hatte während meines Amerika-Aufenthalts unterschiedliche Ausbildungen im Prä- und Postnatal Yoga absolviert, merkte aber während der eigenen Schwangerschaft, dass alles, was ich da erzählt bekommen hatte, völliger Humbug war.

Die Botschaft aus Amerika lautete: Eine Geburt ist ein Marathon, deshalb muss die Frau sich mit einem fordernden Yoga-Programm aktiv auf die Geburt vorbereiten. Bis Benjamin zur Welt kam, versuchte ich dieses Schwangerschaftskampf-Yoga durchzuziehen. Dann endlich hatte ich es kapiert: Eine Geburt ist kein willentlich steuerbarer Prozess. Sie erfordert Vertrauen in die Kräfte der Natur, vor allem aber die Gabe, loslassen zu können, und das in einem Moment, der wohl zu den größten und gewaltigsten überhaupt gehört. Wir gebären nicht mit unserem brillanten Verstand, sondern wir müssen unseren Instinkten vertrauen. Eine von der Frau willentlich gesteuerte Kampfansage an den eigenen Körper kann deshalb nur schief gehen.

Um zu gewährleisten, dass mein Spirit Prä- und Postnatal-Yoga-Programm medizinisch und psychologisch *state of the art* wäre, setzte ich mich mit einer Reihe von renommierten Gynäkologen und erfahrenen Geburtshelferinnen zusammen. Ich besuchte an den unterschiedlichsten Orten Schwangerschafts- und Rückbildungskurse. Viele der Kurse und Fortbildungen empfand ich als extrem lahm und langweilig. Nur ein bisschen die Füße kreisen zu lassen und auf einem Gymnastikball auf und ab zu wippen, ist für die meisten aktiven Frauen beschämend.

Dennoch war es hilfreich, alle diese Lehransätze kennenzulernen und zu wissen, was an ihnen geändert werden muss. Am meisten lernte ich allerdings durch meine eigene Praxiserfahrung und von den tausenden Frauen, die seit der Gründung von Spirit Yoga meine Prä- und Postnatal-Yogakurse besuchten. Ich liebe es, Schwangerschaftsyoga zu unterrichten, weil es mir ermöglicht, werdende Mütter durch eine ihrer wichtigsten Lebensphasen zu begleiten. Es bedeutet mir sehr viel, einen Rahmen schaffen zu können, in dem die Frauen Vertrauen in ihre eigenen Fähigkeiten erlangen und ihre Schwangerschaft zelebrieren können.

Nach einigen Jahren konnten wir sicher sein, dass das Studio am Hackeschen Markt dauerhaft wirtschaftlich arbeiten würde. Es erhielt viel Zuspruch, und die Neuanmeldungen nahmen einfach nicht ab. In dieser Zeit begann ich, mich nach Räumen für ein zweites Berliner

Studio umzusehen. Es sollte in meinem Lieblingsviertel Charlottenburg liegen. In einem stillgelegten Postamt in der Nähe des Savignyplatzes fand ich meine Traum-Location. Unten im Keller war so viel Platz, dass wir Spa-Räume und eine Sauna unterbringen konnten.

Zweieinhalb Jahre nachdem ich im Studio in den Rosenhöfen meinen ersten Schwangerschaftstest hatte positiv ausfallen sehen, wiederholte sich diese Szene im neuen West-Studio in Charlottenburg. In den fünf Minuten Pause zwischen zwei Yogakursen huschte ich ins Bad und trat als strahlende, erneut werdende Mutter wieder heraus.

2008 kam mein Zweitgeborener Philip bei Kerzenschein und Musik in der Badewanne zur Welt.

Meine beiden Söhne haben mir den Weg gezeigt, nicht nur zu einem sinnvollen Prä- und Postnatal-Yoga-Programm, sondern zu einem sinnerfüllteren Leben. Seit die beiden mich auf Trab halten, verstehe ich auch, dass Yoga ein wirklich hervorragendes Werkzeug ist, um die eigene Lebensenergie bestmöglich im Fluss zu halten.

Alles entwickelte sich organisch weiter, das Leben bestand aus Arbeit und Liebe zur Familie, wie bei allen glücklichen, produktiven Menschen. Spirit Yoga wuchs stetig weiter. Als Benjamin zur Schule kam, wünschte ich mir ein Haus im Grünen, einen Garten für die Kinder, Stille, Weite und Luft um uns herum. Um die Spannung nicht abebben zu lassen, eröffnete ich ein drittes Yogastudio.

Dieses Mal entdeckte ich genau zur rechten Zeit das stillgelegte kaiserliche Postamt von Zehlendorf. Es wurde gerade saniert. Ich war so glücklich wie bei den beiden ersten Studioeröffnungen. In diesem dritten Yogastudio, nur fünf Minuten Fußweg entfernt von meinem Zuhause, werden neben dem regulären Kursprogramm die meisten der Spirit Yoga Aus- und Weiterbildungen angeboten. Die Gegend ist ruhiger und hat einen geradezu dörflichen Charakter. Zum Lernen und für einen intensiven Austausch könnte der Ort nicht besser sein. Ich liebe dieses dritte Studio besonders. Hier unterrichte ich nicht nur regelmäßig, sondern entwickele meine Ideen und tausche mich mit den Spirit Yoga-Lehrern aus. Nur einen Schwangerschaftstest sollte ich hier dann nicht mehr machen. Brian und ich trennten uns.

Diese persönliche Krise und die Folgen der Scheidung sind inzwischen überwunden. Brian und ich haben zu einem engen freundschaftlichen Umgang gefunden. Spirit Yoga aber ist mit mehr als 200 festen und freien Mitarbeitern zu einem mittelständischen Unternehmen herangewachsen. Inhaltlich hat Spirit Yoga über die Jahre die eigene Identität immer klarer konturieren können. Früher orientierte ich mich am amerikanischen Yoga. Das ist heute nicht mehr so. Wir kopieren keine neuen Yogamoden und sind nicht irgendein großes Yogastudio, in dem unterschiedliche Stile und Ideologien angeboten werden. Spirit Yoga steht für eine klare eigene Linie.

Manchmal werde ich gefragt, wie ich es schaffe, an vier Tagen in der Woche mehrere Kurse zu unterrichten, regelmäßig Aus- und Weiterbildungen zu leiten, mehrere Yoga-Retreats im Jahr anzubieten, CDs und Yogafilme aufzunehmen, Kolumnen, Artikel und Bücher zu schreiben und meine zwei Kinder großzuziehen. Ich habe gelernt, mich auf das zu konzentrieren, was ich gut kann und mich in allen anderen Bereichen unterstützen zu lassen.

Spirit Yoga hat mittlerweile eine große Tragweite erlangt. Würde ich als Direktorin versuchen, immer noch alles selbst zu machen, könnte sich das Unternehmen nicht entsprechend entwickeln. Meine Aufgabe ist es, den Spirit im Spirit Yoga zu bewahren und in die Welt hinauszutragen.

Mir ist es wichtig, dass Spirit Yoga und meine Mitarbeiter aufgebaut und weiterentwickelt werden. Wenn ich nicht eine Reihe von herausragenden Yogalehrern und versierten Fachdozenten involvieren würde, wäre Spirit Yoga inhaltlich lange nicht so ausgereift, wie es heute ist. Und wenn ich nicht so ein starkes Team hinter mir hätte, dann könnte ich mich bei der Größe des Unternehmens gar nicht auf das Inhaltliche konzentrieren, sondern wäre längst im operativen Management erstickt. Ich kann mich also wirklich glücklich schätzen, dass Spirit Yoga von mehreren starken Schultern getragen wird. Das ist nicht nur für mich persönlich entlastend, sondern vor allem auch für die Zukunft von großem Wert.

Mir war es bei allen Bemühungen stets wichtig, eine stimmige Unternehmenskultur zu haben. Es ist interessant, dass viele Yogis ernsthaft glauben, dass nur das zählt, was im Yogaraum passiert. Doch was hinter den Kulissen abläuft, ist Teil des Ganzen. Wenn die gesamte Organisation in Übereinstimmung mit den inhaltlichen Linien des Unterrichts operiert, dann ist das ein Indiz dafür, dass ein Unternehmen wirklich auch für das steht, was es nach außen darstellt.

Meiner Meinung nach ist Yoga nicht dafür gemacht, sich eine goldene Nase zu verdienen, auch wenn ein Yogastudio wie jedes andere Wirtschaftsunternehmen natürlich rentabel sein muss. Auch für die Yoga-Übenden ist es wichtig, wenn sie an einem Ort Yoga praktizieren, der nicht tagtäglich um das reine Überleben kämpft. Eine Yogastunde ist immer auch ein Erlebnis, und wenn dieses Erlebnis durch Not und den unterschwellig spürbaren Überlebenskampf der Träger getrübt wird, dann verändert das natürlich auch das positive Gefühl des Praktizierenden. Im Alltag treffen viele ihre Entscheidungen schon häufig aus einem ständigen Mangel heraus.

Wenn es gelingt, das Leben stattdessen aus einer Fülle heraus zu erfahren, dann fühlen wir uns nicht zu etwas genötigt, sondern entscheiden frei. Ich glaube, dass diese Fülle sich auf unterschiedliche Bereiche erstreckt – Fülle in der Erfahrung, im Wissensschatz, im Herzen und auch wirtschaftlich. Individuell ist es nicht immer möglich, in all diesen Bereichen Zufriedenheit zu erfahren, aber wenn zumindest an dem Ort, an dem wir Yoga praktizieren, die Welt in Ordnung ist, dann ist das heilsam und wohltuend.

Mein Bestreben ist es mehr denn je, die Vielschichtigkeit des Lebens im Yoga in eine dynamische Stille münden zu lassen. Stille ist nicht gleich Stille. Eine Stille, die nicht getragen ist, sondern nur ein Laufenlassen, ist etwas völlig anderes als z. B. die Stille zum Ende eines gelungenen Konzerts. In solchen Momenten wird die Stille zum Hochgenuss, zu einer Art Nachhall. Ich habe 20 Jahre gebraucht, um die Dynamik der Stille im Yoga wirklich zu verstehen.

Als ich Spirit Yoga eröffnete, glaubte ich, die Vielfalt des Yoga immer in jeder Klasse abbilden zu müssen. Jeder sollte in seinen neunzig Minuten alles bekommen: Musik, Yoga-Sutren, Lebensweisheit, schillernde, beeindruckend anstrengende Übungssequenzen und möglichst viel neuen Input. Von dieser Vorstellung habe ich mich mittlerweile mehr und mehr distanziert. Wenn Yoga unserem stressigen Alltag einen starken Gegenpol bieten soll, dann muss genau das auch im Yogaraum erfahrbar werden. Nicht indem wir als Yogalehrerinnen und -lehrer die gesellschaftlichen Entwicklungen verdammen und nur noch penetrant Ruhe und Entspannung einfordern, sondern indem wir diesen Kontrapunkt zum stressigen Alltag als Lehrer wirklich kraftvoll setzen und damit den Praktizierenden die Möglichkeit geben, wirklich wieder bei sich ankommen zu können.

Auch darf Yoga natürlich nicht ins andere Extrem kippen und zu einem nüchternen Funktionstraining vor einer weißen Wand mutieren. Damit Yoga wirksam ist, sollte Yoga Menschen sehr wohl auch in ihrem Herzen berühren. Nur wenn Yoga lebensnah ist, ist es möglich, den Weg zum Wesentlichen zu gehen, um dann gestärkt, neu verankert und verwandelt in die Welt zurückzukehren.

»Der Körper ist das erste und natürlichste Instrument des Menschen. Oder genauer gesagt, ohne von einem Instrument zu sprechen, das erste und natürlichste technische Objekt und gleichzeitig technische Mittel des Menschen ist sein Körper.« (Marcel Mauss: »Die Techniken des Körpers« in derselbe: »Soziologie und Anthropologie, Band 2, München 1974, S. 197-220.) Instrument, Objekt und Mittel nennt der Anthropologe Marcel Mauss den Körper, und das im Zusammenhang mit dem Begriff »technisch«. Keine Definition des Körpers stünde seiner im Yoga gewöhnlichen Definition ferner, könnte man meinen, aber das Gegenteil ist richtig. Die Beobachtung des Ethnologen deckt sich im zweiten Teil – der Körper als Mittel – mit der Begrifflichkeit des großen mechanischen Bewegungslehrers Moshe Feldenkrais, der schrieb »Ohne Körper kann ein Gehirn nicht denken«. Der Yoga wird als die Vereinigung von Körper, Geist und Seele verstanden, und das bedeutet für mich, dass ich über den Körper, in dem ich ihn als Mittel und Instrument einsetze, dieser Vereinigung nahe komme.

Was aber heißt das? Wie leicht und auf welche Weise ließe sich dieser Zustand denn herstellen? Woher wüsste man, dass er erreicht wäre? Wie alle sehr schönen Erfahrungen braucht auch diese eine gute Vorbereitung. Es ist eine Erfahrung, die um die Ecke wartet, aber an deren Verwirklichung wir tausendmal vorbeilaufen. Herbeizaubern oder erzwingen kann man sie nicht, man muss schon einen Mangel spüren oder Fragen haben.

Es ist natürlich möglich, dass wir uns wunschlos glücklich und von innerem Frieden erfüllt wiederfinden, indem wir nur eine Kerze anzünden, uns in den Lotus-Sitz setzen und entspannt die Augen schließen.

Wenn wir an die Yogapraxis zu Beginn zu große Erwartungen haben oder wenn wir in dem angelesenen Wissen, welche Bedeutungen und Wirkungen den einzelnen Übungen zugeschrieben werden, darauf warten, dass sich diese einstellen, wird uns die Quintessenz des Yoga wahrscheinlich verborgen bleiben.

Ob uns die Erfahrung der Verwandlung geschenkt wird, hängt davon ab, wie sehr wir uns ohne übersteigerte Wunschvorstellungen auf den Augenblick des Geschehens einlassen können. Natürlich meine ich damit nicht, dass wir einfach jedem beliebigen Impuls nachgeben dürfen. Die Fähigkeit zur Spontaneität führt zu Willkür und Verwirrung, wenn wir keine klaren Maximen, nach denen wir uns richten, und keine Strukturen, an die wir uns halten, haben. Je mehr Freiheit in Lebensentscheidungen gesellschaftlich akzeptiert wird, desto genauere Orientierung für angemessenes Tun sollten wir uns verschaffen. Das ist ein anhaltender Prozess.

Andererseits darf das Bedürfnis nach Sicherheit und Kontinuität nicht dazu führen, dass wir nur noch planen, kontrollieren und optimieren. Das führt nur dazu, dass wir unsere Handlungen vornehmlich unter funktionellen Aspekten betrachten und uns selbst instrumentalisieren. Wenn wir unser Leben nicht mehr richtig leben, sondern hauptsächlich verwalten, werden wir eines Tages aufwachen und eine große emotionale und geistige Leere empfinden. Alles hängt dann davon ab, welches Temperament wir haben. Sind wir leidenschaftliche, ungeduldige, nervöse Charaktere, verspüren wir womöglich den Impuls, unsere Ketten zu sprengen und alles über Bord zu werfen. Die Geduldigen, Vorsichtigen, Abwägenden neigen eher dazu zu resignieren oder sogar depressiv zu werden.

Yoga stellt einen sinnvollen Weg dar, um mit andauernder Übungspraxis gelassener und souveräner durch die Komplexitäten des Lebens navigieren zu können.

Die Yogahaltungen sind im Grunde Abbilder der unterschiedlichen Situationen in unserem Leben.

Eindimensional sind sie nie. Wenn wir uns durch entsprechende Übung dem komplexen Zusammenspiel unterschiedlicher Aspekte annähern, erfahren wir nicht nur eine Harmonie in unserem Körper/eine zunehmende Leichtigkeit des Seins, wir lernen vor allem auch etwas Grundlegendes für unser Leben.

Die Extreme und Gegensätze in unseren Persönlichkeiten und Lebensanforderungen stellen uns immer wieder vor die Aufgabe, unser Leben in Balance zu bringen – in körperlicher, emotionaler und intellektueller Hinsicht.

Wenn wir uns auf die Yogamatte begeben, wenden wir uns zuerst dem Körper zu, eine Erfahrung, die man schon beim ersten Ausrollen der Matte macht.

Eines sollten wir dabei bei allem jedoch nicht vergessen: So wie sich unsere gesellschaftliche Lebenswirklichkeit stetig verändert, so entwickelt sich auch der Yoga. Schließlich beeinflusst er nicht nur uns, sondern auch wir beeinflussen den Yoga.

Es hieße, sich dem natürlichen Lauf der Dinge entgegenzustellen, wollten wir Lehrer starr an der alten Tradition des Yoga festhalten. Wir brauchen Fortschritt und Veränderung. Eine Tradition, die mehr als 2.000 Jahre lang gewachsen ist, muss behutsam und mit Bedacht verändert werden. So ist es unvermeidlich, dass sich nicht nur die innovativen, sondern auch manche der unerfreulichen Aspekte des Lebens im Yoga spiegeln.

Seitdem Yoga zum modernen Lifestyle gehört und jede kalorienreduzierte und/oder vegane Lebensmittelreklame mit einem hübschen Model im Lotussitz wirbt, wirkt es fast so, als seien die Wirkungen des Yoga so schnell zu erreichen, wie man mit einem Slim Drink zwei Kilo verlieren kann. Die Außendarstellung des modernen Yoga ist damit seicht und vordergründig geworden – nach dem Motto »Das effektive 10-Minuten-Yoga-Turbo-Training für einen energiegeladenen Tag«. Was für ein Irrtum. Glück, Erfolg, Schönheit, ewige Jugend, Freiheit und Erfüllung fallen natürlich nicht vom Himmel herab. Meditationslehrgänge, die im Internet zu Sale-Preisen verkauft werden, empfinde ich einfach als grotesk. Wen soll es happy und weise machen, sich Botschaften zu kaufen, denen zufolge sich unsere Zellen ständig erneuern und wir durch unser Bewusstsein so ziemlich alles verändern können? Der Hunger nach Glückseligkeit und der Wunsch nach Unsterblichkeit sind so groß, dass genügend Menschen hier investieren.

Doch die meisten Menschen möchten nicht allein der Kälte rationaler Überlegungen ausgesetzt sein. Sie beharren darauf, dass sich unsere Existenz nicht rein wissenschaftlich erklären lässt. Der Glaube, dass wir Teil eines größeren Ganzen sind, ist eine Erfahrung, für die Spirit Yoga öffnen möchte. Wir können dem Geheimnis unserer Existenz aber nicht auf die Spur kommen, indem wir einen Trend daraus machen, ihm nachzujagen wie dem neuesten Hype. Mit Demut und Dankbarkeit sollten wir still werden und dem Neuen lauschen.

Der Wunsch nach vollkommenem Glück und dem Gefühl, stark und unsterblich zu sein, ist ein ambivalenter. Diese Sehnsucht kann uns zu Unglaublichem veranlassen, aber sie ist auch irreführend. Es ist nicht erstrebenswert, daran festzuhalten. Ich glaube, wir müssen uns dem Gedanken der Endlichkeit voll und ganz stellen. Wir müssen uns bewusst vor Augen halten, dass wir sterben werden und akzeptieren, dass Leid und Dunkelheit zu unserem Leben gehören. Nur dann können wir ganz bei uns und in dieser Welt ankommen.

Wenn wir akzeptieren können, dass der Tod auch zu uns kommen wird und das vielleicht sogar schon bald, dann sind wir auch mutiger und konsequenter in unseren Entscheidungen. Yoga kann uns darin stärken.

Meine Kritik gilt jenen verbreiteten Lehr-Richtungen, in denen Yoga vollkommen weltfremd interpretiert, gelehrt und praktiziert wird. In der übergroßen Sehnsucht nach Licht und Liebe geht nicht selten der wirkliche Bezug zum Leben verloren.

Meine eigenen Erfahrungen haben mir das klargemacht. Ich musste erst fast 50 Jahre alt werden, um für mich zu erkennen, dass es im Leben weder um äußerlichen Erfolg, Ruhm oder Anerkennung geht, noch um eine andauernde Sinnsuche und das ewige Streben nach Glückseligkeit.

Erst jetzt verstehe ich, dass es darum geht, mich meinen Verantwortungen voll und ganz zu stellen, mich konstruktiv in der Welt einzubringen, auch die Schattenseiten des Lebens zu bejahen und vor allem dem Leben trotz aller Herausforderungen und Tiefschläge in Liebe zu begegnen.

Wenn ich morgen tot wäre, dann könnte ich zumindest sagen, dass ich mein Leben gelebt habe und dass es mich erfüllt hat. Auch wenn ich keine Erleuchtete bin, so bin ich doch zumindest ganz bei mir zuhause angekommen.

Bei mir zu sein, ist für mich eine gute Grundvoraussetzung, auch für andere da sein zu können – für meine Kinder und für die Menschen, die mich brauchen.

Früher, als ich noch dachte, dass alles möglich ist, war ich hauptsächlich mit mir selbst beschäftigt. Denn wenn einem alles offen steht und immer noch besser werden könnte, dann gibt es nie ein Ende. Das Leben in diesem Zustand fühlte sich ein wenig so an wie in Jean-Paul Sartres Stück »Huis Clos«, »Geschlossene Gesellschaft« – nur, dass man nicht gefangen war in der Hölle, sondern in den durch nichts eingeschränkten, grenzenlosen Möglichkeiten. Ich glaube also nicht, dass wir uns ständig neu erfinden müssen und großen Idealen nachjagen sollten. Spirits Leitspruch, »Tritt in Dein Licht«, bedeutet nicht, dass man sich wegbeamen soll auf Wolke 7, sondern dass es die Aufgabe ist, die verschiedenen Welten, in denen man sich bewegt, ins Leben verantwortlich zu integrieren.

Natürlich brauchen wir in der Lebenswirklichkeit des 21. Jahrhunderts eine gewisse Anpassungsfähigkeit, um durch den Tag zu kommen und unsere unterschiedlichen Rollen auszufüllen. Aber wir müssen uns auch schützen und auf uns achten. Es darf nicht geschehen, dass wir bei jedem Wetterumschwung sofort aus der Fassung geraten. Darum brauchen wir ein starkes Rückgrat, Charakterstärke, Beständigkeit und Bodenhaftung.

Natürlich ist es möglich, durch Yoga Energie zu gewinnen, widerstandsfähiger und fitter zu werden, unseren natürlichen Biorhythmus positiv zu beeinflussen, unsere Resilienz zu fördern. Natürlich können wir damit die Funktionen der unterschiedlichen Körpersysteme positiv beeinflussen. In unserem Bewusstsein kann es helfen, durch eine friedvolle und wertschätzende Grundhaltung Mitgefühl zu entwickeln.

Wenn wir Yoga machen, wird das unsere Gemütslage positiv beeinflussen und uns helfen, durchlässiger und flexibler zu werden. Das Praktizieren wird uns dabei unterstützen, an unseren Ängsten zu arbeiten, es wird uns lehren, das Leben zu bejahen. Es wird unseren Beckenboden genauso stärken, wie es uns hilft, eine transzendentale oder spirituelle Anbindung anzustreben.

Nun haben wir viel über Yoga und den Praxisnutzen gehört, aber es ist nicht sinnvoll, das Thema zu überfrachten und einen zu hohen Anspruch zu haben. Meiner Meinung nach müssen wir die Erwartungshaltung an uns selbst und den Yoga gründlich überdenken. Ob wir einen Schimmer von Erleuchtung erahnen oder doch nur um uns selber kreisen, hängt nicht nur von der Qualität des Unterrichts ab, sondern auch von unserer eigenen Haltung. Wenn wir meinen, uns andauernd optimieren zu müssen, und das »Jetzt« nichts weiter ist als eine Sprosse auf der Leiter zur erfolgreichen Zukunft, dann wird auch Yoga uns wahrscheinlich nicht viel bringen.

Wer zu viel will oder glaubt, auf alles Antworten zu haben, dem wird sich die Essenz des Yoga wahrscheinlich nicht erschließen. Der Weg des Yoga ist vor allem ein innerer Weg, einfach mal nicht sprechen und stattdessen staunend lauschen ist im Yoga zielführender als 1.000 Worte.

Viele der jungen Generation »Option«, wie ich sie nenne, sind bewundernswert informiert. Diese jungen Leute wollen ganz viel, sie sind sehr engagiert und arbeiten hart an sich. Die Generation »Option« will die Welt verbessern. Und ist dabei fast immer unter enormem Stress.

Ich denke nicht, dass wir erst unsere »kranke« Gesellschaft heilen müssen, bevor wir in eine Yogahaltung (Baum oder Krähe) gehen können. Aber wir sollten darauf achten, dass wir die eigentliche Erfahrung nicht durch eine zu hohe Erwartungshaltung unnötig schmälern.

Verblüffend ist, dass ein zu hoher Anspruch oft mit einer fast naiven Gutgläubigkeit einhergeht. Mit Yoga soll das Unmögliche möglich gemacht werden. Wenn wir uns nur ausreichend im Rhythmus der Trommeln wiegen, indische Mantren singen oder mit Ausdauer

Hinduschriften rezitieren, dann wird sicher endlich alles gut werden. Sollte sich dann nichts positiv verändert haben, dann haben wir es wohl nur nicht intensiv genug versucht und sollten deshalb lieber gleich noch sechs Monate alles stehen und liegen lassen, um in ein Mediatationszentrum (Ashram) nach Indien zu gehen.

Ich behaupte nicht, dass die Auseinandersetzung mit den klassischen Yoga-Schriften oder ein Aufenthalt in einem Ashram wertlos sind. Im Gegenteil, solche Erfahrungen helfen uns, Yoga besser verstehen zu können und unser Verständnis von der Welt zu erweitern.

Was daran problematisch ist, ist die Verbindung von Yoga im Westen zu der auf den Ursprung in Indien bezogenen Nostalgie. Das ist der Mythos, dass alles aus Indien Kommende im Yoga spirituell und alles, was der Westen im Vergleich dazu hervorbringt, doch irgendwie kalt und leer sein muss.

Es macht mich traurig, dass so viele europäische Yoga-Praktizierende, um ihr wahres Glück zu finden, immer wieder Flugzeuge besteigen, anstatt sich schlicht und einfach nach innen zu wenden, um dort in ihrem Herzen die Anbindung an das Größere zu finden.

Damit der Yoga bei uns noch mehr an Authentizität gewinnen kann, braucht es meiner Meinung nach keinen indischen Überbau, sondern vielmehr eine ernsthafte Auseinandersetzung mit uns selbst und unserer eigenen Kultur.

Im Spirit Yoga forschen wir nach einer zeitgemäßen Transformation des Yoga für den Westen. Eine sinnvolle Metamorphose setzt voraus, dass wir Lehrenden uns mit dem Original tief auseinandergesetzt haben und daher imstande sind, eine Brücke zwischen alter Weisheit und postmodernem Leben zu schlagen. Aufgeklärt und zugewandt sollten wir uns dem Yoga annähern. Lehrern und Meistern eine Zeitlang zu folgen, ihre Stunden zu besuchen und ihren Reden zuzuhören, ist richtig. Das heißt aber nicht, dass wir jemandem blind folgen sollten, nie und zu keinem Zeitpunkt. Wir müssen unseren eigenen Weg finden und uns immer wieder unserer möglichen eigenen Sprach- und Ratlosigkeit stellen.

Die Philosophin Rebekka Reinhard schreibt, heute müsse so ziemlich alles effizient, effektiv, produktiv, schnell zu kriegen, teuer anzusehen, günstig zu haben und mit größtmöglichem Lustgewinn ausgestattet sein. Davon ist wohl auch Yoga nicht frei. Der Yogaweg erfordert jedoch Willenskraft, Mühe, Konzentration, Auseinandersetzung, Demut und Hingabe.

Was ist die Philosophie von Spirit Yoga – die eigene Seele in jedem Körperteil zu fühlen, wie der gegenwärtige tibetische Dalai Lama gelebte Spiritualität fasst? Die Liebe zur Weisheit im Hinblick auf Yoga. Sich die Frage zu stellen, welchen Begriff von Yoga habe ich? Und dann noch einmal, was innerhalb des Yoga ist die Philosophie, die ich dort lehre? Was also ist Yoga? Der Pfad, der den Körper, die Sinne, den Geist und die Intelligenz mit dem Selbst verbindet. Mit dem Selbst oder mit der Seele, denn das Sanskrit-Wort Atman hat diese beiden Bedeutungen. Wir üben also, uns als eine mit ihrer Umgebung verbundene ganzheitliche Einheit wahrzunehmen. Nicht als einen Körper, der läuft, springt, hechtet, wirft oder schießt, nicht als Sinnes-Hörige, die allein schmecken oder tasten wollen, nicht als ein Bewusstsein, das unermüdlich arbeitet, nicht als Intelligenz, die berechnet und abzielt, nicht als Seele, die nur träumt und schwebt. In Einklang zu bringen sind diese Fähigkeiten und Eigenschaften, diese Features, die den Menschen unterscheiden in ihrer Gesamtheit und in ihrer Ausprägung von allen anderen Lebewesen. Es geht darum, sich selbst zu spüren, sich zu prüfen, nachzudenken, sich seiner seelischen Regungen bewusst zu werden, und zu handeln. Wie aber sollen wir handeln? Wie das, was wir spüren, denken, fühlen, wahrnehmen, ahnen, richtig einordnen, richtig bewerten und dann ins Tun kommen?

Das sind Fragen der Philosophie. Wie sollen wir leben? Wie wir uns fühlen werden, wenn wir von dieser

Welt gehen müssen, hängt davon ab, wie wir bis zum letzten Augenblick leben. Wir müssen innehalten und uns diesen Fragen stellen.

B. K.S. Iyengar (†2014), einer der letzten großen indischen Yogameister, sagte seinen Schülern: »Live happily, die majestically.« Er wurde 95 Jahre alt, deshalb konnte er in seinem 2001 veröffentlichten Werk »Yoga – The Path to Holistic Health« schreiben: »In mehr als siebzig Jahren des Lehrens und Übens habe ich beobachtet, dass manche Lernende nur auf den physischen Aspekt des Yoga achten. Ihr Yoga ist wie ein schneller Strom, sprudelnd und turbulent, dem es an Tiefe und Richtung fehlt. Öffnet sich ein aufrichtiger Yogaschüler auch der mentalen und spirituellen Seite, wird er wie ein sanfter Fluss, der das angrenzende Land bewässert und befruchtet. Jedes Asana erfrischt die Lebenskraft mit neuer Energie.«

Um die mentale und spirituelle Seite des Yoga zu ergründen, wenn man die Yoga-Philosophie verstehen will, gilt es, Schriften zu studieren, deren genaues Entstehungsdatum unbekannt ist, aber an die 2.000 Jahre zurückliegt. Für die Philosophie, die Spirit Yoga geprägt hat, ist das sogenannte Yogasutra des Patanjali maßgeblich. Yoga als der Weg, der uns mit uns selbst identisch werden lässt, und Sutra, der Leitfaden. Der Guruji Patanjali, der diesen Leitfaden aus 195 Sanskrit-Versen, die in vier Kapiteln geordnet sind, soll irgendwann im Zeitraum von ca. 200 vor Christus bis 200 nach Christus gelebt haben. Eingangs gibt es eine so einfache wie kluge Definition von Yoga: »Yoga ist jener innere Zustand, der die seelisch-geistigen Vorgänge zur Ruhe kommen lässt.« Wie man diesen Zustand, das Ziel der Yogapraxis, erreicht, sagt Patanjali, der Yoga zwar nicht erfunden, aber zuerst systematisch beschrieben hat, auch. Er stellt Yoga als achtgliedrigen Pfad dar. Zuerst kommt die Ethik. Der Yoga-Praktizierende soll sich darin üben, gewaltlos, der Wahrheit verpflichtet, zu leben, keusch und ohne zu stehlen und willens, seine Begierden zu zügeln. Dann folgt zweitens die Selbstdisziplin, drittens das Üben der Asanas, viertens Pranayama, die Kunst der bewussten Atemführung. Die Kontrolle und der Rückzug der Sinne folgen fünftens in Pratyahara. Sechstens meint Dharana, die Konzentration, siebtens Dhyana, die Meditation und achtens Samadhi, eine Art Glückseligkeit, Versenkung, Eins-Werden mit allem.

Doch selbst Pattabhi Jois (†2009), ein anderer berühmter Yogi des 20. Jahrhunderts, relativierte das etwas, wenn es um das höchste Ziel ging: »Wenn Du erleuchtet bist, kannst Du nicht den Bus nehmen.« Damit wollte er ausdrücken, dass Gurus seiner Zeit nicht mehr so leben wie vor 2.000 Jahren, als eremitenhafte, asketische weise Männer, die zurückgezogen in Höhlen meditieren, vor deren Ausgänge man Schalen mit warmem Essen stellt. Und da sie in der wirklichen Welt heutzutage Pflichten zu erfüllen hätten, zum Beispiel ihren Frauen und Kindern gegenüber, müssten sie ihre Praxis dementsprechend anpassen.

Iyengar hatte eine gute Beschreibung des Yoga und unserer begrifflichen Einordnung. Während wir heute eher nach zwei Hinsichten abgrenzen – zum Sport und zur Esoterik, sagte Iyengar: Wenn ich Yoga ausübe, bin ich Philosoph. Wenn ich lehre, bin ich Wissenschaftler. Wenn ich vorführe, bin ich Künstler.«

Während man praktiziert, philosophiert man also, Iyengar zufolge.

Iyengar und Pattabhi Jois sind in den vergangenen Jahren gestorben, wie auch der dritte berühmte Lehrer dieser Generation, Desikachar im Jahr 2016. Diese indischen Meister haben den modernen Yoga im Westen tief geprägt. Jois und Desikachar durfte ich selbst noch erleben, als ich nach Indien ging. Diese eindrucksvollen Lehrer haben das Fundament gelegt. Auf ihre Lehransätze geht zurück, was heute den modernen Yoga im Westen ausmacht oder ausmachen sollte. Nun geht es darum, wie meine Generation die Lehren dieser ungeheuer einflussreichen Meister in eine neue Ära des Yoga trägt. Yoga-Tradition und -Philosophie verlangen nach Übersetzungsarbeit. Nur wenn die Inhalte an unsere Zeit und Kultur angepasst werden, sind sie auch für unsere Generation wirklich relevant.

Es gibt immer neue Möglichkeiten, den »Spirit« zu erfahren. Das Leben ist komplex, das erfahren wir jeden Tag aufs Neue. Es gibt nicht den einen richtigen Weg. Jede Wahrheit ist nur eine Teilwahrheit. Brauchbare, für unsere spirituelle Suche hilfreiche Antworten entwickeln sich aus der Integration unterschiedlicher Denkansätze.

Müsste ich die vier wichtigsten Begriffe nennen, um meine Spirit Yoga-Philosophie zu beschreiben, würde ich sagen: aufgeklärt in den Inhalten, strukturiert in der Vermittlung, den Menschen und der Gesellschaft der Gegenwart zugewandt, ihre Probleme und Fragen anpackend. Um die Schüler dahin zu führen, dass sie die Ergebnisse, zu denen ich gelangt bin durch Forschung und Erfahrung, verstehen, stelle ich in unseren Aus- und Weiterbildungen unterschiedliche Denkansätze einander gegenüber. Ich bemühe mich, die unterschiedlichen Teilwahrheiten zu einem neuen in sich schlüssigen Gesamtbild zusammenzufügen. Spirit Yoga hat eine eigene starke Identität, ist dabei aber offen genug, um weiter entsprechend der sich verändernden Bedürfnisse der Menschen zu wachsen und programmatisch zu reifen.

Es gibt viele Begriffe, mit denen das Wort Yoga ergänzt wird, um eine Schule oder ein Studio zu benennen, einen spezifischen Yogaansatz. Ich habe nicht eine Sekunde gezögert, meinen Stil »Spirit Yoga« zu nennen, denn der Spirit, der Geist, die Energie, der göttliche Funke, der mich inspiriert, ist das Wichtigste und durchdringt jede Sequenz meines Unterrichts. Der Begriff Spirit spielt darum eine zentrale Rolle. Ich verstehe den Spirit als die Essenz, das Wesentliche, den Lichtstrahl Gottes, das Reich der Seele. Die Essenz oder der Spirit sind in Worten nicht wirklich fassbar, wir können uns dem Geheimnis der Schöpfung, dem Geheimnis unserer Existenz sprachlich immer nur annähern. Man muss lernen, es bei diesem Geheimnis zu belassen, denn wie mir auch in den Gesprächen mit den Geistlichen in diesem Buch bestätigt wurde, kann jeder Versuch, das Wesen der Essenz verbal zu benennen, nur scheitern.

Nicht nur würde uns das Staunen verloren gehen, wir würden »den Spirit« auch herabwürdigen, wenn wir nicht nur die Hinführung zum Wesentlichen funktionalisieren, sondern sogar das Wesentliche selbst auf funktionalistische Weise thematisieren würden. Das hat auch etwas mit Achtung vor dem Unsagbaren, Glauben an die mystischen Aspekte unserer Existenz zu tun. Das Wesentliche, der Spirit, ist und bleibt ein Geheimnis, dem wir uns nur übend, meditierend, atmend, bewusst lebend, nähern können.

Um der Erfahrung göttlicher Präsenz, spiritueller Durchdringung unserer Lebenswelt näher zu kommen, wählen wir im Spirit Yoga kreative Wege. Das heißt nicht, dass wir improvisieren. Ich glaube bei meiner Lehrtätigkeit nicht an Spontaneität. Jeder Schritt, jede Geste, jedes Wort sind genau geplant und ausgeführt. Jedes Detail ist ein Puzzlestück des Gesamtgefüges.

Erfahrungsräume schaffen

Es ist diese klar strukturierte Asana-Praxis, durch die meine philosophischen Grundsätze transportiert werden. Das unterscheidet Spirit Yoga von anderen Ansätzen, etwa von Sharon Gannon und David Lifes Jivamukti Yoga. Wir transportieren die wesentlichen Inhalte nicht durch Predigen, Moralisieren oder indem wir darüber Reden halten im Studio. Zentral für meinen Ansatz ist die Überzeugung, dass die philosophischen Prinzipien verwandelt eingehen müssen in die Konzeption und Umsetzung der Asana-Praxis. Es ist ein ständiger Prozess der Sublimierung. Ich glaube fest, dass jene Attribute, die ein »gutes Leben« ausmachen, gelebt, genauer: vorgelebt werden wollen. Wenn sie in sublimierter Form in die Art und Weise einfließen, wie ein Unterricht gestaltet wird, dann münden sie in ein Gesamterlebnis, das motiviert und inspiriert, das

Wahre, Gute und Schöne im Leben zu suchen. Dabei steht für mich die sinnliche Erfahrung im Zentrum.

Über viele Jahre hinweg habe ich immer wieder an der Liste der Begriffe, der Eigenschaften und Lebenshaltungen gearbeitet, die es auszubilden und zu kultivieren gilt. Die für mich grundlegenden Tugenden und erstrebenswerten Qualitäten umfassen: Zuwendung, Verbundenheit, Konzentration, Präzision, Güte, Wertschätzung, Vertrauen, Herzlichkeit, Mitgefühl, Hingabe, Demut, Selbstreflexion, Selbst-Steuerung, Selbst-Bewusstsein, Verlässlichkeit, Akzeptanz, Dankbarkeit, Hoffnung, Zuversicht, Würde, Wahrhaftigkeit, Authentizität, Menschlichkeit, Offenheit, Intensität, Großzügigkeit, Empathie, Klarheit, Leidenschaft, Sinnlichkeit, Ehrlichkeit, Schöngeistigkeit, Gradlinigkeit, Kraft, Wachheit, Lebendigkeit und Kreativität. Sowohl in meinen Lehrern und Mitarbeitern, als auch in den Yoga-Praktizierenden möchte ich Menschen sehen, denen diese Worte Orientierung im täglichen Leben gegeben und Leitbegriffe ihrer Selbst-Ausrichtung sind. Ich bin davon überzeugt, dass diese Attribute sich nicht durch Worte allein, sondern durch Leitbilder und entsprechendes Handeln und Erfahren, durch Erlebnisse wie die Yogapraxis übertragen. Diese Attribute helfen nicht nur dabei, ein gutes Miteinander zu leben, sondern sie sind auch notwendig, um den Weg nach Hause, hin zum Wesentlichen zu finden.

Es ist eines meiner wichtigsten Anliegen, mit Spirit Yoga einen Raum zu schaffen, in dem diese Werte hochgehalten und gelebt werden, die übergreifend allen Religionen zu Grunde liegen. Wenn ich sage, dass wir nicht die Glaubensansätze anderer Kulturen unkritisch übernehmen sollten, dann meine ich damit nicht, dass wir uns stattdessen alle wieder mit dem christlichen Glauben versöhnen müssen. Aber wir sollten uns sehr wohl mit unserer eigenen Kultur auseinandersetzen und versuchen, hinter das zu schauen, was die Institution Kirche versucht zu repräsentieren. Wir sollten uns auch mit den großen Denkern unserer Kultur auseinandersetzen und versuchen eine Brücke zu schlagen zwischen dem, was wir an anderen schätzen und dem, was in unserer eigenen zu finden ist. Wie Mathias Schreiber in seinem Buch »Das Gold der Seele. Die Lehren vom Glück« referiert, kommt der gegenwärtige tibetische Dalai Lama zu ganz ähnlichen Empfehlungen: »Das Begehren erkennen, das raffgierige Ego zurücknehmen, die Dinge loslassen, hektische Unruhe durch stille Achtsamkeit ersetzen, Vergänglichkeit beobachten und akzeptieren, mitfühlend und großzügig sein, täglich ein wenig meditieren, auch der verstorbenen Familienmitglieder gedenken, die eigene Seele in jedem Körperteil fühlen, Hass, Zweifel und Trägheit bekämpfen, wo es nur geht – diese Grundmotive buddhistischer Moral, die auch der tibetische Dalai Lama (»Die Regeln des Glücks«) lehrt, sind für alle Kulturen der Welt interessant, aktuell und sogar empfehlenswert.«

Im Spirit Yoga geht es darum, eine wohlwollend-wertschätzende Grundhaltung sich selbst und der Welt gegenüber zu pflegen. Es ist wichtig, in ein stimmiges Resonanz-Verhältnis mit der Welt und sich selbst zu gelangen. Das wäre das Gegenprogramm zu verschiedenen Irrtümern der Lebensführungsphilosophie der Gegenwart, es hat nichts von sich selbst überwinden müssen, selbstoptimieren. Andererseits ist es aber auch kein hedonistisches Wellnessprogramm und kein Zen-Kitsch. Was vielen von uns abtrainiert wurde, müssen wir ganz bewusst neu lernen: uns wieder mehr zu spüren und mit uns selbst in Verbindung zu treten, wie Hartmut Rosa das in seinem Buch »Resonanz« thematisiert. Dabei kann Yoga entscheidende Impulse geben. Wie in dem Zitat von Constancio C. Vigil, das Rosa in einer Fußnote erwähnt: »Menschen sind wie Musikinstrumente, ihre Resonanz hängt davon ab, wer sie berührt.«

Wir sind Europäer

Spirit Yoga trägt eindeutig eine europäische Handschrift. Das ist, zugegebenermaßen, ungewöhnlich. Denn keine andere Yogarichtung beschreibt sich selbst als europäisch. Alle anderen orientieren sich entweder am indischen oder am englischsprachigen, amerikanischen, kanadischen und australischen Yoga. Das erklärt sich aus der Geschichte. Schließlich ist Yoga eine importierte Kultur. Im 20. Jahrhundert kamen einige indische Gurus nach Amerika und von dort aus drang die Lehre über einen Vortrags- und Vorführungstourismus nach Europa. Aber das ist eigentlich nicht länger eine Erklärung dafür, dass kaum einer der bekannten europäischen Yogalehrer eine eigene Vision oder Identität im Yoga hat. Was sie bieten, ist häufig eine Karaoke-Veranstaltung. Es fehlt oft die eigene Stimme. Um diese entwickeln zu können, muss man die kulturellen Eigenschaften eines Landes verstanden haben, nur dann kann man sie sich wirklich aneignen und sie auf andere Felder – Yoga etwa – übertragen. Wir sollten uns fragen, was die europäische Kultur ausmacht, was uns unterscheidet von amerikanischer Kultur, und sollten diese Überlegungen dann in Form von Arbeitshypothesen in unseren Unterricht einfließen lassen. Vielleicht ist es die Auseinandersetzung mit dem Existenzialismus, die europäische Geistesgeschichte, so etwas wie Martin Heideggers begriffliche Deutung der Angst und des Nichts, die in der Ausbildung der eigenen philosophischen Identität eine große Rolle spielen.

Wie nun gestaltet sich die Transformation solcher europäisch-philosophischer Identität im Spirit Yoga? Verkopfen will ich den Yoga keineswegs. Gerade in Europa, wo doch der Intellekt gewöhnlich über den Körper gestellt wird, ist es entscheidend, dass wir uns unseren eigenen ganzheitlichen Zugang erschließen. Dabei sollte der Körper nicht überbetont werden. Um ein ganzheitliches Erlebnis zu erzeugen, eine ganzheitliche Erfahrung zu machen, wollen auch der Geist und die Seele angesprochen werden. Weil wir aber im Hatha-Yoga den Zugang über den Körper suchen, ist es das Körperliche, das den Einstieg bietet. Zunächst ist es eine forschende, reflektierte, wache und präsente Art, sich der Welt und unserem Verhältnis zu ihr zu stellen. Wir machen uns Imagination und mythologische und literarische Fiktion zunutze, um uns inspirieren zu lassen. Aber wir fallen nicht aus der Welt heraus. Wir geben uns keinem Eskapismus hin.

Spirit Yoga bietet uns ein ganzheitliches Werkzeug zur Selbststeuerung. Wir lernen, nicht jedem Impuls unmittelbar nachzugeben, sondern lernen, uns und das Auf und Ab der Welt besser auszuhalten. Selbststeuerung ist nicht Selbstkontrolle. Selbststeuerung ist ein wohlwollendes Gewahrsein, gepaart mit der Fähigkeit, auch Nein sagen zu können zu anderen, und zu sich selbst. Das tritt in dem Gespräch in diesem Buch mit Joachim Bauer, dem Autor von »Selbststeuerung« klar zutage.

Was die körperliche Seite betrifft, so ist im Spirit Yoga der bewusst geführte Atem sehr wichtig. Über den tiefen, gleichmäßigen, rhythmischen, gesteuerten Atem harmonisieren wir unseren Bezug zur Welt. Außerdem regulieren wir über den Atem unsere Gemütszustände. Unser Nervensystem lässt sich beruhigen. Der richtige Atem vertreibt Nervosität und Furcht. Der körperlichen Stärkung unserer Mitte, des Beckenbodens, der inneren Bauchmuskulatur, der vertebralen Mittelachse gilt viel Aufmerksamkeit in der Praxis. Durch das Kräftigen der Körpermitte schaffen wir dem Denken, dem schweifenden, ausholenden, neugierigen Reflektieren ein solides Gegengewicht. Es handelt sich um Übungen, die für eine neue körperliche und innerliche Verankerung in uns selbst sorgen. Der Spirit Yoga Unterricht sucht den berühmten goldenen Mittelweg, das ausgeglichene Mittelfeld zwischen Entspannung und Power, ein fließendes, energetisierendes, Impulse setzendes Gespanntsein. Ziel ist eine gute, solide Grundspannung, ein muskuläres Gewahrsein, das sich durch den ganzen Körper zieht.

Alles, was wir im Yoga tun, dient dem größeren Ziel, jener Einbindung ins große Ganze. Der Zügel will straff genug gehalten werden, damit die Praxis wirklich sinnvoll ist. Um wirklich innere Freiheit zu erlangen, brauchen wir verlässliche Strukturen. Ich versuche immer, zu einer großen Form konzentrierter Schlichtheit zu finden. Wenn man Weitsicht geübt hat, eine Ahnung, aus der Gesamtfülle des Lebens geboren worden zu sein, dann soll man all dies sammeln und konzentriert auf den Punkt bringen. Die Spirit Yoga Lehre hält fest an dem Prinzip, dass sich Innen und Außen wechselseitig bedingen und beeinflussen. So wie unsere inneren Überzeugungen und gelebten Prinzipien über unseren Körper nach außen kommuniziert werden, was für ein halbwegs geschultes Auge auch ersichtlich macht, was jemand vielleicht zu verbergen versucht, so können wir auch anders herum durch eine wertebasierte, gezielte Körperarbeit, also über die äußere Form, die innere Haltung positiv beeinflussen. Die Depressionsforschung bestätigt in neueren Studien mit einfachen, aber interessanten Versuchen, dass die innere Gestimmtheit positiv beeinflusst wird, wenn man drei Mal am Tag eine Minute das Gesicht zu einem Lächeln verzieht, denn das Gehirn bekommt über die Nervenbahnen zurückgespielt, dass die Muskulatur ein Lächeln produziert, und speichert das als gute Laune ab, was die Depression mindert.

**Das philosophische Konzept als Partitur,
der Lehrer als Dirigent, nicht als Guru**

Spirit Yoga wird umspannt von diesem philosophischen Netz. Mir persönlich liegen die Gruppenkurse besonders am Herzen. Gruppenkurse bieten mir die Möglichkeit, das philosophische Konzept in einen Spannungsbogen hineinzufügen wie stützende Konstruktionen in eine große Brücke. Innerhalb dieser Struktur findet jeder Einzelne den Raum, sich seiner Wahrheit anzunähern. Das entspricht mir. Ich sehe mich weniger als Coach in Eins-zu-Eins-Settings, sondern als Dirigentin eines größeren Gesamtgefüges. Ich behalte den Überblick und gebe die Richtung vor.

Andere hervorragende Spirit Lehrer verstehen es, aus der Spirit Philosophie kommend unterschiedliche Fachbereiche abzudecken und individuell – auch im Eins-zu-Eins-Setting – auf die Praktizierenden einzugehen. Ich denke, dies unterscheidet mich von Gurus oder Yogameistern früherer Generationen. Ich habe eine Vision, akzeptiere aber auch meine Begrenztheit. Bei all den Entwicklungen im Yoga, der geballten Informationsflut und den Komplexitäten, die unsere Zeit ausmacht, kann kein einzelner Mensch überall den Hut aufhaben. Ich könnte auch nicht bis ins Detail in jeden Aspekt der Materie eintauchen und gleichzeitig in mir ruhend den Gesamtüberblick behalten. Schon der Versuch muss scheitern. Entweder jemand spezialisiert sich in einem Bereich und verliert dann das Gesamtbild aus den Augen, oder er versucht sich in allen Feldern des Gebiets und bleibt überall mittelmäßig. Ich habe gelernt, das Gesamtbild im Auge zu haben und Spirit Yoga mit meiner Vision voranzubringen. Ich bin im Bilde darüber, was in den einzelnen Bereichen passiert, und sorge dafür, dass Spirit Yoga in sich schlüssig ist. Auch dadurch, dass ich meine eigenen Grenzen akzeptiere, kann Spirit Yoga sich weiterentwickeln.

Gerade im Umgang mit Werten und Prinzipien ist es wichtig, konkret zu werden. Es ist nicht möglich, es allen Menschen recht zu machen. Das zu akzeptieren, auszuhalten, auch kritisiert und abgelehnt zu werden, hat viel mit der Gestaltung des eigenen Lebens und mit Selbstführung zu tun. Wir müssen das, wofür wir stehen, verantworten können und es in der Welt hervortreten lassen.

Die Aufforderung an sich selbst lautet immer wieder, sich zu stellen. Ja zu sagen zum Leben und zu uns selbst, auch wenn uns die Angst im Nacken sitzt. Diese Angst muss in etwas Positives verwandelt werden, indem etwas Konstruktives geschaffen wird, indem wir unseren Beitrag leisten ... Das sind die Kernsätze meines Unterrichts: »Drosselt das Tempo, steigert die Intensität«, lautet der erste, »Tritt in dein Licht« der zweite.

Am Ende ist Yoga ein praktischer Übungsweg, der erfahren werden will. Yogalehrer machen es sich zu einfach, wenn sie sagen »Yoga wirkt, schließlich tut es das schon seit mehr als 2.000 Jahren. Wieso sollen wir da große neue Erklärungen und aufsehenerregende Anpassungen an unsere heutige Welt brauchen?« Ich glaube an eine schlichte Vermittlung. Ich strebe nach einem reinen, schönen Yoga, der für sich wirksam ist. Ich mache Yoga nicht besser, als er ursprünglich war und ist. Aber vielleicht befreie ich den Yoga von seinen vielen Überlagerungen und Überfrachtungen. Vielleicht gelingt es mir, mit meiner Auseinandersetzung nicht nur die Praktizierenden, sondern auch den Yoga darin zu unterstützen, wieder das Vertrauen in sich zurückzuerlangen und die eigenen Selbstheilungskräfte zu aktivieren. Wir können nicht zurück. Wir können nur nach Wegen suchen, die uns heute bei aller Komplexität, Unsicherheit und Verzerrung einen gangbaren Weg zum Wesentlichen hin aufzeigen.

»Wohin gehen wir? Immer nach Hause.« (Novalis)

Im Spirit Yoga geht es darum, Menschen wieder zu sich nach Hause zu führen. Zuhause bedeutet, zu wissen, wer man ist, wo man steht, und warum. Und es bedeutet zu entdecken, dass es gut so ist, weil man Teil eines großen Universums ist, angeordnet an einer zufällig wirkenden Stelle, dort aber willens und entschlossen, den Platz möglichst gut auszufüllen. Um zu wissen, »wie« sie ihre Schüler nach Hause führen, müssen Lehrer neben technischen Fähigkeiten der Ausführung der Asanas, also einer stärkenden und beflügelnden eigenen Praxis, genügend intensiv in die Auseinandersetzung mit sich selbst und der Philosophie gehen. Die Essenz offenbart sich in einem inneren Raum tiefer Stille, aber die Hinführung zu jenem Ort verlangt nach zielführenden Methoden. Eine in sich schlüssige Yogapraxis führt in einen meditativen Zustand. Der meditative Zustand ist aber nicht das Endziel, sondern bildet nur eine Grundvoraussetzung, ein Setting, in dem sich für den Übenden das Tor zum Größeren hin öffnen kann. Wir schaffen also einen Raum, in dem das »Erlebnis der Einbindung« über den Leib erfahrbar werden kann. Und wozu ist ein solches Erleben einer tieferen Wahrheit gut? Handelt es sich nicht nur um eine Flucht oder eine Illusion? Das kommt darauf an.

Wenn aus der spirituellen Anbindung keine Rückschlüsse für den Alltag gezogen werden, dann läuft das Ganze ins Leere. Wenn es aber gelingt, aus der tiefgreifenden Erfahrung eine neue Perspektive auf das Leben zu erlangen, sowie Kraft und Zuversicht für den Alltag zu schöpfen, dann ist das viel wert. Das eigentliche Erleben des Eingebundenseins ist individuell. Ob das, was dort in jenem Raum erlebt wird, für den einzelnen nur ein kurzfristiges Entladen einer inneren Last ist, ein zwar heiliger, aber doch nur kurz angelaufener Hafen oder wirklich eine tiefgreifende mystische Erfahrung, muss jeder für sich selbst ergründen. Manchmal denke ich, dass es einfach gilt, die kurzen Phasen, in denen man in dem heiligen Hafen anlegt, immer länger werden zu lassen. Und dass dies auch gelingen kann, wenn man nur darauf vertraut. Spirit Yoga stellt sich der individuellen Erfahrung des Einzelnen nicht in den Weg, aber damit der Einzelne im Yoga überhaupt eine Erfahrung machen kann, die über das physische oder über eine weltliche Ideologie hinaus geht, verlangt es nach stringenten Methoden, nach einer guten Rezeptur. Man darf, so meine Überzeugung, das Erleben des verborgenen inneren Schatzes, die Erfahrung des Spirit nicht versuchen herbeizureden, zu zerreden! Man darf nicht psychologisieren, idealisieren, es aufladen, verfremden oder mit Ideologien für Weltverbesserer unterfüttern. Genauso verfehlt ist Yoga-Unterricht, der sich gar nicht an das Thema der Spiritualität im Yoga herantraut, denn dann ist Yoga nicht mehr als ein Gymnastikprogramm. Die Sehnsucht nach Erlösung ist groß, und weil das so ist, gibt es genug Menschen, die in Yogaschulen ihren gesunden Menschenverstand an den Garderobenhaken hängen und alles bis hin zur

Esoterik dankbar mitmachen. Yoga kann so schiefgehen! Ich sehe meine Aufgabe darin, Sorge dafür zu tragen, dass wir bei aller Yoga-Innovation und Übersetzungsarbeit das eigentliche Ziel nicht aus den Augen verlieren. Fortschritt ist ein organischer, lebendiger Prozess. Viele Menschen kommen zum Yoga, wenn sie an ihre Grenzen geraten. Das muss nicht immer hochdramatisch sein, aber immerhin so, dass sich irgendein Problem – welcher Art auch immer – nicht in den Griff kriegen lässt. Die Menschen aber wollen und müssen dennoch weiter »funktionieren«. Wo der eigene Wille nicht gereicht hat oder andere Herangehensweisen sich als wirkungslos erwiesen haben, soll nun Yoga den ersehnten Frieden bringen. Als aufgeklärter Mensch weiß man eigentlich, dass man seinen gesunden Menschenverstand nicht einfach über Bord werfen sollte, aber in der Not, etwa einer akuten Lebenskrise, ist man zumindest zeitweilig bereit, auf der Logikseite Abstriche zu machen. Irgendwo am anderen Ende der Welt oder in den Sternen muss doch die Antwort geschrieben stehen! Man glaubt, sie zu erahnen und nur noch nicht entschlüsseln zu können. Und wenn etwas aus der Ferne kommt und allein schon durch den sprachlichen und kulturellen Unterschied nicht leicht zu fassen ist, dann sind wir mitunter schneller gewillt, dort letzte Wahrheiten zu suchen.

Daran ist an sich nichts verkehrt – wenn wir einer Sache wirklich unseren Glauben schenken, kann es funktionieren, wie es erwiesenermaßen bei Placebos auch der Fall ist. Gut wäre nur, wenn wir erkennen würden, dass es keine absoluten Wahrheiten gibt, die einfach so, ganz ohne Kontext, immer gelten. Es gibt sie nicht, die eine ultimative Wahrheit, so sehr wir uns das vielleicht auch wünschen. Aber es gibt Wahrheit auf eine andere Weise.

Nämlich immer dann, wenn wir uns für einen Lebensweg entscheiden, wenn wir konsequent ja zur Liebe und zum Leben sagen und keine halben Sachen machen. Wir sind diejenigen, die dem Leben in seiner ganzen Komplexität antworten müssen. Es ist an uns, dafür Verantwortung zu übernehmen und beherzt zu antworten. Ganz im Spirit zu leben!

....

Wie man ein Lehrer wird

Im namenlosen Heer der Yogalehrer ist es sehr wahrscheinlich, dass man auch namenlos bleibt. Wenn man es aber doch schafft, sich aus dieser Unbekanntheit herauszuarbeiten und sich selber einen Namen als erfolgreicher Yogalehrer gemacht hat, gibt es zwei Möglichkeiten, zwischen denen man sich entscheiden muss. Entweder bleibt man allein, reist um die Welt und gibt Workshops, Retreats, Klassen überall. Oder man entschließt sich zur Sesshaftigkeit und gründet einen Ort, an den die Schüler bewusst zu einem kommen.

So ging es mir. Darum gründete ich Spirit Yoga. Anfangs verbrachte ich Tage und Nächte an diesem Ort und unterrichtete, bis ich noch nachts im Schlaf murmelte »Aus dem Herabschauenden Hund mit einer Welle vom Becken an vorschieben in die Planke ...«

Das hält man eine ganze Weile durch, bis der Punkt kommt, auf den man eigentlich hingearbeitet hat: Es kommen mehr Schüler, als man alleine unterrichten kann. Man ist zu erschöpft, um richtig glücklich zu sein. Und nun sucht man andere Lehrer, die einem helfen. Sie dürfen nur nicht zu verschieden sein in ihrem Yoga-Ansatz. Das ist ein Problem. Das zweite Problem ist, dass man als Lehrer auch wächst. So schön es ist, immer wieder in die leuchtenden Augen von Yoganovizen nach ihrer ersten Stunde zu schauen, so sehr brennt man nach Jahren der Erfahrung und des Forschens darauf, das eigene vertiefte Wissen in sehr konzentrierter Form weiterzugeben – an Menschen, die schon eine Ahnung haben, wovon man spricht. Warum ich Lehrer ausbilde, ist also klar – ich brauche sie, und ich glaube an das, was ich zu lehren imstande bin. Ich bekomme Menschen, die willens sind, sich zehn Wochenenden und eine Intensivwoche meinem Lebensthema zu widmen. Natürlich liebe ich die Lehrerausbildung.

Aus welchen Gründen aber kommen Menschen zu mir und möchten Yogalehrer werden? Ich habe viele Antworten gehört im Laufe der Jahre, denn wer sich bei Spirit Yoga ausbilden lassen möchte, muss den Wunsch begründen. Es gibt wesentlich mehr Nachfragen als Plätze. Viele etwas ältere Menschen kommen, die seit Jahren in einem Prozess der Auseinandersetzung mit Yoga sind und gemerkt haben, dass es ihnen tief innen guttut und sie persönlich enorm weiterbringt. Kommt noch Unzufriedenheit im Beruf dazu oder der Wunsch nach Veränderung, dann liegt es nahe, die Ausbildung zu wagen, zumal es sich um Unterricht handelt, dessen Effekte auch dann nachhaltig wirken, wenn sich an das Examen keine eigene Lehrtätigkeit anschließt.

Eigentlich kann man sagen, dass alle gut vorbereiteten Yoga-Erfahrenen sich durch die Ausbildung weiterentwickeln.

Das Teacher Training ist so aufgebaut, dass es sich vom Groben hin zum Feinen vorarbeitet. Im ersten Modul beschäftigen wir uns vor allem mit den physischen Grundlagen. Das heißt, ich erarbeite mit dem Kurs das grundlegende Basiswissen zu den wichtigsten der etwa 2.000 Asanas. Wir studieren etwa 200 dieser Yogahaltungen bis in die kleinsten Details. Dabei geht es um folgende Fragen: Wozu dienen die einzelnen Haltungen genau, welche körperlichen, welche nervlichen, muskulären und Stoffwechsel-Wirkungen erzielt das Üben, wie kann man diese Haltungen abwandeln – für Ungeübte, für sehr Fortgeschrittene oder für Schwangere, welche Variante würde man in welchem Level unterrichten. Große Aufmerksamkeit kommt den möglichen Hilfestellungen zuteil. Doch bevor ich helfe und ziehe, schiebe, drehe an meinen Schülern, muss ich genau wissen, wie jede Haltung korrekt ausgeführt wird – und zwar muss ich das so verinnerlichen, dass ich die Asanas ohne nachzudenken automatisch richtig einnehme. Dann erst kann ich Schüler durch Demonstration und Erklärung dahin bringen, dass sie die Haltungen selbst korrekt ausführen können. Diesen komplizierten und langwierigen Weg der Detailanalyse und des unermüdlichen Praktizierens beschreiten wir mit allen Grundhaltungen. Das nenne ich das ABC des Yoga. Es muss mit dem Physischen beginnen, mit den einfachsten und eher grobstofflichen Vorgängen.

Später gehen wir natürlich auf die energetischen und psychischen Wirkungen der Haltungen ein, aber zunächst – wie gesagt – steht das Körperliche im Vordergrund, angefangen vom »Schlafenden Kind« und der ältesten Asana, der »Embryohaltung«, bis hin zum Kopfstand und Handstand. Wie in jeder guten Yogapraxis darf ich aber über diesen fordernden körperlichen Lehrgängen nicht die Metaphysik zur Physik vergessen. Es gibt ethische Regeln im Yoga, zu deren Beachtung sich alle Teilnehmerinnen und Teilnehmer verpflichten, wenn wir sie diskutiert haben, damit ein harmonisches und produktives Miteinander gelingt.

Ich führe in diese alte indische Moralphilosophie und ihre Gebote – die im Übrigen mit den christlischen Geboten zum Teil identisch sind – ein, indem ich die elementaren Begriffe übersetze. Die Yamas – das ist Sanskrit und bedeutet »Enthaltung«, »Selbstkontrolle« und Niyamas – Sanskrit für »Regeln« – beginnen wir von der Seite zu untersuchen, die explizit etwas mit dem Ausbildungsjahrgang zu tun hat. Sehr praktisch gefragt – wie verhalten wir uns als gute »Spirit Community«? Wie bilden wir eine Gemeinschaft, in der eine Kultur des Wohlwollens und der Wertschätzung gelebt wird? Eine Kultur, in der nicht »Hauen und Stechen«, Neid und Missgunst herrschen, sondern Menschen Sicherheit spüren, sich geborgen fühlen, auf eine Weise miteinander umgehen, die sie wachsen lässt?

Diese Aufgaben und Themen füllen die ersten fünf Arbeitstage des Teacher Trainings. Natürlich machen die Auszubildenden schon in diesen ersten Stunden Erfahrungen mit den besonderen Techniken yogischer Atmung, die unter dem Begriff »Pranayama« zusammengefasst sind. Diese Einführung in die Atemtechnik ist essentiell, denn es muss den Lehrern in jeder Asana, in jedem Moment ihres Unterrichts möglich sein, Atem und Bewegung zu synchronisieren. Die Sonnengrüße, zentrale Übungssequenzen im ersten Drittel jeder Praxis, werden schon angeleitet – jeder Ausbildungsschüler unterrichtet eine kleine Gruppe von Kommilitonen.

In diesen sehr pragmatisch angelegten ersten Einheiten geht es wirklich nur um das »Was«, um die bedingungslos korrekt zu verinnerlichenden Basics. Da gibt es auch kein Wenn und Aber.

Später in der Ausbildung ist viel Raum für Individualität, da es durchaus inhaltliche Themen gibt, die Auslegungssache sind, und es später, wenn sich Technik gefestigt hat, auch darum geht, wie die Persönlichkeit des Lehrers ihren Ausdruck findet. Aber in diesem ersten Modul geht es hauptsächlich darum, die Basis zu erschaffen. Wie beim Alphabet kann man nicht diskutieren, ob ein A so oder anders geschrieben wird, ein A ist ein A, einen »Krieger II« kann man nur auf eine ganz klar definierte Weise korrekt ausführen, in einem weiten Ausfallschritt mit vorne gebeugtem, hinten diagonal aufgesetztem und gestrecktem Bein, gestreckten Armen und seitlichem Becken.

Das muss verinnerlicht sein, der Körper eines Lehrers muss wie von selbst in die richtige Form schlüpfen. Diese strengen Exerzitien am Anfang führen dazu, dass die Lehrer später absolut sicher mit den Haltungen umgehen können. Klassischerweise könnte ich jeden von ihnen morgens um fünf Uhr wecken und sagen: »Zeige mir Sonnengruß B!« Der Angesprochene würde ausführen und gleichzeitig anleiten können: » Einatmen – Stuhl, Ausatmen – Vorbeuge, Einatmen – halbe Vorbeuge, Ausatmen – Zurücktreten, Chatturanga, Einatmen – Aufschauender Hund« – und so weiter.

Das sehr fordernde erste Wochenende lehrt auf diese Weise, das eigene Ego, das Gefühl, etwas Besonderes zu sein und sich als Lehrer auch so präsentieren zu wollen, zurückzustellen. Es gilt zu akzeptieren, dass es richtig ist, sich persönlich zurückzunehmen, und sich stattdessen der Form unterzuordnen, sich wirklich in den Dienst der Sache zu stellen, um Yoga gut und gewissenhaft zu lehren.

Im Yoga muss der Körper neu ins Lot gebracht werden, körperliche »Manierismen« werden fallengelassen, eventuelle Fehlhaltungen korrigiert, Achsen klar und bewusst gefühlt und reproduziert.

Nach dieser ersten Einheit folgt nun das »Wie« des Unterrichtens. Spirit Yoga steht für eine minimalistische Eleganz mit Charakter. Wie aber fülle ich konkret diesen knappen, doch sehr anspruchsvollen Satz in jeder einzelnen Stunde? In welchem Setting findet idealerweise Yoga-Unterricht statt? Wie verhält es sich mit dem idealen Erscheinungsbild des Lehrers? Wie kleide ich mich? Wie spreche ich, was sage ich, welches Vokabular benutze ich, welches nicht? Noch geht es dabei weniger um die Lehrerpersönlichkeit, sondern darum, das »Was« nun in sich schlüssig und glaubhaft zu vermitteln.

Wer ein Yogastudio betritt, sollte es warm, gut gelüftet, sauber, hell, schlicht und einladend empfinden. Wie im Theater das Bühnenbild die Inszenierung illustriert, so hilft es, Yoga in einer Umgebung zu lehren, die Konzentration, Versenkung, Entspannung und Loslösung vom Alltäglichen fördert. Ähnlich wie ein Regisseur ein Bühnenbild entwerfen lässt, das mit visuellen Mitteln den ästhetischen Hintergrund für die Schauspieler und ihre Geschichten bildet, sodass man diese besser versteht, so erleichtert ein schön eingerichteter Übungsraum das Eintauchen in das Erleben einer Yogapraxis.

Rituale

Jetzt ist der Zeitpunkt gekommen, an dem ich in den künftigen Lehrern ein Bewusstsein für die ritualisierten, inszenierten Anteile des Unterrichts entstehen lassen möchte. Düfte, Klänge und Farben beeinflussen die unbewusste Wahrnehmung und das Erleben sehr tief. Es will gut geplant sein, was ich wann vollziehe. Wann ziehe ich die Vorhänge zu, wann zünde ich die Kerzen an? Wann lasse ich eine Glocke klingen, und wann kommt der Augenblick, Salbei zu verbrennen? Nichts ist hier dem Zufall oder der spontanen Eingebung überlassen, das können nur sehr erfahrene Lehrer. Jede Handlung beruht auf einem oder mehreren Motiven, und diese Verknüpfungen gilt es zunächst zu erlernen. Licht, Musik und Duft, die Requisiten und Handlungen gehören zu einer in sich schlüssigen, über einen langen Erfahrungszeitraum entwickelten Dramaturgie sich wiederholender Elemente. Besonders wichtig ist, dass sich Schüler auf bestimmte, wiederkehrende Ereignisse einstellen können. Der klar definierte Rahmen ermöglicht es, dass Prozesse in Gang kommen können, die dazu führen, dass der Schüler eintaucht in seine persönliche Suche nach dem Wesentlichen. Ich bin absolut davon überzeugt, dass diese besonderen Rahmenbedingungen, die ich schaffe, keineswegs Äußerlichkeiten sind, sondern dass das Wesentliche diesen Raum braucht, um in Augenschein zu treten. Es geht darum, die Wechselwirkung von außen und innen zu befördern. Wenn wir eine Atmosphäre der Empfänglichkeit und Durchlässigkeit schaffen, dann kann sich das Wesen der Dinge offenbaren. 91

Was bedeutet das für das Erscheinungsbild der Lehrer, auf die sich nun in diesem Raum alle Blicke lenken? Sie sollen sauber und neutral gekleidet sein, weil es eben nicht um sie als Personen geht. Coole Slogans auf dem T-Shirt durch die Klasse zu tragen, wenn diese Botschaften transportieren, die Yoga-fern sind oder sogar im Widerspruch zu den Lehrinhalten stehen, kann nicht der Sinn der Sache sein. Es handelt sich bei der Kunst des Lehrens darum, einerseits die Schüler zu Erfahrung und Erkenntnis führen zu können. Gleichzeitig trete ich in die Führung und nehme mich empathisch zurück. Denn es geht ja nicht um mich oder irgendeinen anderen Lehrer, sondern es geht um die Erfahrung des Schülers.

Führung

Für die Führung des Yogalehrers haben wir eine lustige Metapher gefunden. In Amerika sagen Männer oft, wenn man mit Einkaufstüten die Treppe hochgeht, und sie nehmen einem diese ab »Hey, Baby don't worry, I got this!« – was sehr gentlemanlike ist. Das bedeutet für den Yoga, dem Schüler einerseits etwas abzunehmen, indem man immer einen Schritt voraus ist, mental und ganzheitlich dort zu sein, wohin wir den Schüler erst führen wollen. Das kann man jedoch nur beherrschen, wenn man selber regelmäßig praktiziert. Man muss die Dinge nicht nur intellektuell verstehen, sondern man verkörpert das, wo man hinführt, wenn man darüber spricht, wenn man führt. Das heißt, es ist wichtig, dass es in Fleisch und Blut übergegangen ist, damit spürbar wird, dass man aus Erfahrung reden kann und nicht Angelerntes aufsagt.

Der Lehrer muss andererseits die Kunst beherrschen, für die Lehrinhalte ganz transparent zu werden. Wie gesagt: Der Schüler muss im Vordergrund stehen, der Lehrer sich zurücknehmen. Diese Mischung ist gar nicht so einfach zu verwirklichen. Menschen, die sehr empathisch sind, haben manchmal weniger Führungsqualitäten. Solche hingegen, die führen können, nehmen sich manchmal selbst ein Stück zu wichtig, sodass der empathische Aspekt dadurch verloren geht – und das will ausbalanciert werden.

Hidden Agenda

»Hidden Agenda«, das meint eine verborgene, manchmal unbewusste zweite Absicht, die unsere Handlungen heimlich mitbeeinflusst. Meinen Lehrern bringe ich bei, sich selbst dahingehend zu prüfen, was ihre Hidden agenda sein könnte. Die zweite Absicht will erforscht sein, indem man in den eigenen Keller hinabsteigt und nachschaut, was sich dort so angesammelt hat. Ich ertappe mich selbst manchmal an den Wochenenden der Lehrerausbildung dabei, dass es etwas in mir gibt, das ich bestätigt haben will, etwas, das ich von der Gruppe will – Aufmerksamkeit, Bewunderung, Anhänglichkeit. Ganz frei von solchen Wünschen und Bedürfnissen ist niemand. Im Yoga ist es dennoch wichtig, daran zu arbeiten und keine zweite Absicht zu verfolgen. Es ist auch unheimlich zu spüren, welche Macht man besitzt, wenn man da vorne auf dem Präsentierteller steht. Damit verantwortungsbewusst umzugehen, muss man lernen.

Nicht wenige Schüler gehen davon aus, dass der Lehrer eben nicht nur Yoga zu unterrichten weiß, sondern eine Leitfigur auf ganzer Linie ist. Ich habe bereits erfahren, wie es ist, wenn Schüler ihre Yogalehrerin auf einen Podest stellen. Natürlich ist das auch schmeichelhaft. Man hätte leichtes Spiel, wenn man meinte, man müsste noch etwas anderes bekommen als die Bestätigung, am Ende der Yogastunde nur glückliche Schüler zu sehen. Manche Männer ziehen im Unterricht das T-Shirt aus, wenn sie die Liegestützposition, die Chatturanga Sonnengrüße demonstrieren und lassen in diesen Räumen voller Frauen den Blick schweifen. Sie scannen, ob auch wirklich jede Frau sie hot findet und welche von ihnen sie, wenn sie nur wollten, haben könnten. Was immer wir suchen, Bestätigung als Mann, intellektuelle Bestätigung oder Bestätigung der eigenen Attraktivität, sowie sich diese Hidden agenda in den Vordergrund drängt, wird es bedenklich.

Natürlich sind Yogalehrer ja auch keine Übermenschen! Es ist natürlich, Ambivalenzen und gemischte Motive zu haben. Nur ist es entscheidend, dass sich der Lehrer dessen bewusst ist und daran arbeitet, dass es immer ums Wesentliche beim Unterrichten geht, nämlich um einen klaren, eindeutigen Unterricht. Darum ist es von Bedeutung, auch in der Yogalehrerausbildung didaktische Probleme zu behandeln. Auch das unterscheidet Spirit Yoga von anderen Yogarichtungen.

Stimme und Sprache

Noch bevor die Klasse realisiert, was der Lehrer sagt, wirkt die Stimme des Lehrers. Man hört heraus, ob jemand seine natürliche Tonlage gefunden hat. In der Yogalehrerausbildung wird darauf sehr viel Zeit verwendet. Wie spricht der Lehrer? Stimmt die Tonlage? Wenn wir »Mmhhh« sagen, »Aha«, also so ein zustimmendes »Mmhh!« dann haben wir die Tonlage gefunden, die unsere natürliche ist. Männer, die sich unsicher fühlen, gehen unter ihre natürliche Tonlage, Frauenstimmen werden höher. Fühlt sich jemand wohl in seinem Körper, ist meistens auch die Stimme angenehm.

Neben dem Klang der Stimme entscheidet die Art der Formulierung darüber, ob die Botschaft von ihren Adressaten aufgenommen wird. Gewaltfreie Kommunikation ist ein häufig verwendeter Begriff, den wir bei Spirit Yoga wie selbstverständlich mit Inhalt füllen. Mit unseren Anweisungen öffnen wir Erfahrungsräume für die Schüler, anstatt ihnen vorgefertigte Antworten zu präsentieren. Einen Erfahrungsraum aufzuschließen, bedeutet, dem Schüler aufzuzeigen, wie sich das Selbst-Gefühl wieder stärker im Körper verankern kann, wie man sich selbst wieder mehr spürt, den Kopf frei bekommt und in einen Zustand gelangt, der ausnahmslos, ohne Vorbehalte ein »Ja!« zum Leben meint.

In einem Teacher Training Modul der 500-Stunden-Ausbildung ging es kürzlich darum, sich mit der Frage zu beschäftigen, was eigentlich »beseelt« heißt? Das Ziel unserer Stunden formulieren wir mit dem berühmtesten Dichter der Romantik, Novalis. Er schrieb in einem seiner schönsten Gedichte »Wohin gehen wir? / Immer nach Hause«. Wir sagen oft in der Lehrerausbildung diese Worte, wir wollen sie »nach Hause« bringen, die Praktizierenden. Ich habe die Auszubildenden gefragt, was denn eigentlich »zu Hause« sei? Es kamen Antworten, dass sie in einen beseelten Zustand gelangen wollten – wieder eine seelische Anbindung erreichen möchten. Was ist die Seele für euch, habe ich gefragt? Ein zukünftiger Spirit-Lehrer erklärte, er fühle sich immer dann »beseelt«, wenn er ohne Wenn und Aber, ohne Vorbehalte zu einer Situation, einem Menschen, zu was auch immer »Ja!« sagen kann. Das sei ein seltenes Geschenk. Gewöhnlich fühlen sich die reflektierten, klugen Mensch eher zerrissen. Fast ist es der Normalzustand, dass da Denken und Fühlen nicht im Einklang sind, dass wir uns körperlich kaum mehr spüren. Immer dann, wenn es wirklich gelingt, dass wir diese leider zur Floskel verkommene Weisheit umsetzen, nach der Körper, Geist und Seele in Einklang gebracht werden müssten, ist das wunderbar. Diesen Zustand streben wir an.

Also: Wie gehe ich mit den Schülern um, wie spreche ich zu ihnen, mit welcher Stimme, welchen Worten? Dieses ist wichtig, um sie bestmöglich »nach Hause« führen zu können.

Anatomie

Im darauffolgenden Anatomie-Modul greifen wir verstärkt das Thema der Anpassungen und der Hilfestellungen im Yoga auf. Anpassungen nennen wir Variationen traditioneller Asanas, etwa für Schwangere. Die Hilfestellungen sind ein fortgeschrittener Bereich, bei dem die Praxis des Berührens und die Theorie der körperlichen Wirkung zusammen unterrichtet werden. Es muss physiologisch sinnvoll sein, den Schüler zu berühren, es soll nicht einfach angenehm sein, sondern wirkungsvoll. Das heißt, dass es sich manchmal dabei um recht intensive Einwirkung handelt. Dabei muss sichergestellt sein, dass man weiß, wo man nicht anfassen, nicht ziehen oder drücken darf. Bestimmte Terminologien müssen einfach sitzen. Die Auszubildenden lernen die Begrifflichkeiten über den eigenen Körper, und parallel probieren sie auch die Bewegungsabläufe direkt aus. Das, so habe ich herausgefunden, ist die lebendigste und effektivste Methode, dieses medizinisch anspruchsvolle Kapitel zu bearbeiten.

Unterrichte selbst!

Im nächsten Modul wird es noch aktiver und komplexer, denn dann unterrichten die angehenden Yogalehrer erste Sequenzen selbst und spüren, wie es ist, vorne alleine zu stehen und alles halten und steuern zu müssen. Mehr und mehr werden ihnen Zusammenhänge vermittelt, wie ein guter, wirkungsvoller Übungsablauf aufgebaut sein sollte. Zunächst einmal gebe ich erprobte Übungsabläufe vor, die sehr gut durchstrukturiert sind, und wir gehen zusammen durch diese Praxis, bis allen diese Abläufe in Fleisch und Blut übergegangen sind. So haben die angehenden Lehrer eine sehr gute Basis. Es ist möglich, wenn man das Prinzip verstanden hat, aus diesen eingeübten Abläufen neue Übungsfolgen zu kreieren, neue wirkungsvolle Sequenzen. Doch bevor die Auszubildenden das versuchen, brauchen sie erst einmal eine erste klare Orientierung und ein Verständnis davon, wie komplex eine gute Stunden-Dramaturgie ist.

In dieser Phase sind alle Lehrer sehr beschäftigt – mit Stimmtraining, mit Einzeltraining, mit dem Bauen ihrer ersten eigenen Sequenzen, mit dem Erlernen weiterer Hilfestellungen.
Über allem schwebt jetzt aber die große Warum-Frage. Warum machen sie das eigentlich? Was wollen sie individuell mit der Tatsache, dass sie Yoga unterrichten, was wollen sie damit zum Ausdruck bringen? Was ist ihr Dharma – also was tun sie, wenn sie wirklich dem eigenen Gewissen folgen? Was können sie gut? Meistens erschließt sich das, wie bei mir, aus der eigenen Biografie. Es dauert eine lange Zeit, bis sich ein Yogalehrer gefunden hat. Jahre, bis er authentisch zusammenstellen kann, welche Haltung und welche Übungen auf welche Weise er unterrichten will. Und wieder weitere Jahre des Praktizierens und Unterrichtens, damit das Wissen wirklich glaubhaft aus einem Lehrer fließt und nicht angelernt wirkt.

Die Philosophie

In zwei Philosophie-Modulen geht es um die klassische Yoga-Philosophie. Das Yogasutra ist zentral für die Spirit Yoga Lehrerausbildung. Das Yogasutra darf man als die Bibel des Yoga bezeichnen, als 195 Leitgedanken oder Aphorismen, die aber eine Übersetzungsarbeit für unsere Zeit brauchen. Wenn man diese Arbeit leistet, bieten sie eine gute Grundlage für das Verständnis des Yoga aus philosophischer Sicht.

Neben den Yogasutren beschäftigen wir uns mit der Baghavad Gita, in erster Linie deswegen, um den Begriff des Dharma zu verstehen. Was ist eigentlich unsere Lebensaufgabe? Worauf müssen wir verzichten, um unsere Lebensaufgabe wirklich überzeugend in die Welt tragen zu können? Die Gita als wichtigste Schrift, als *das* Epos indischer Literatur wird durchaus kritisch betrachtet. Das Epos wurde als Beleg fanatischer Ideologien missverstanden und missbraucht. Menschen, die zu verbrecherischen Fanatikern wurden und im Namen Gottes Flugzeuge ins World Trade Center jagten, hatten sich auf das Epos berufen. Tatsächlich kann man die Baghavad Gita so interpretieren. Was für ein erschreckendes Beispiel dafür, wie ein und dieselbe Schrift so unterschiedlich ausgelegt werden kann. Wir verwenden es eben in Hinsicht auf Dharma: Wie lebe ich das, was mir mitgegeben wurde? Wie trete ich in mein Licht? Worauf muss ich dafür vielleicht verzichten, wie kann ich es mehr fördern? Außerdem studieren wir die Hatha-Yoga Pradipika, weil in ihr die Grundlagen für das Verständnis des physischen Yoga geliefert werden. Bei aller Wichtigkeit des Studiums der Schriften aus der Haltung heraus, dass Yoga nicht nur ein Körperprogramm ist, sondern eine Lebensphilosophie, so ist es eben doch auch etwas, das wir primär über unseren Körper zum Ausdruck bringen.

Zurück zum Körper

Der yogische Schatz, die yogische Philosophie will über den Leib erschlossen sein. Wenn wir nach den Philosophie-Modulen zur körperlichen Praxis zurückkehren, dann lernen die Lehrer mehr und mehr eigene Sequenzen zu bauen. Ich bin keine Freundin von schnell überlegten intuitiven Abläufen im Yoga, sondern glaube an ein wohldurchdachtes Zusammenspiel der einzelnen Lehrinhalte. Wie sage ich die einzelnen Übungen an? Nicht in jedem Schwierigkeitsgrad einer Klasse erkläre ich das auf die gleiche Weise. Die Art und Weise, wie man die Dinge vermittelt, entsprechend anpasst, ist sehr schwer zu erlernen. Auch wenn die Inhalte vielleicht ähnlich sind, muss man einen 16-jährigen Jungen anders unterrichten als einen an den Bandscheiben geschädigten Manager über 50. Welche Hilfsmittel – Kissen, Decken, Klötze, Gurte – brauche ich? Welche Hilfestellungen könnte ich geben? Welche Musik würde man spielen? Oder wäre es in der Stille besser? Soll über die körperlichen Hinweise hinaus der »Spirit Talk«, wie wir das nennen, tiefer in die Stimmung und Intention der Klasse hineinlenken?

Den Höhepunkt der Lehrerausbildung stellt die Intensivwoche dar, in der wir jeden Tag viele Stunden zusammenarbeiten und jeden Morgen eine halbe Stunde in der Stille sitzen und meditieren.

Die jährliche Spirit Yoga Lehrerausbildung bietet den Teilnehmern die Möglichkeit, sich intensiv mit Yoga auseinanderzusetzen und ein klareres »Ja!« zu sich selbst zu entwickeln. Im Grunde tut es jedem Menschen, der etwas verändern oder bewegen möchte, gut, das intensive Teacher Training zu durchlaufen.

Für die, die nach der Ausbildung tatsächlich eine Lehrtätigkeit anstreben, beginnt sicher ein besonderer, aber ganz bestimmt kein leichter Weg.

Natürlich gibt es immer eine Handvoll Absolventen, denen es gelingt, auf die Schnelle ein paar halbwegs gut bezahlte Klasssen zu bekommen. Und die, denen es wichtig ist, im Muscleshirt oder in Hotpants besonders gut auszusehen, versuchen sich vielleicht mit animierenden Bildern über Instagram oder Facebook nach vorne zu katapultieren. Sex sells! Schnellschuss-Karriere-Strategien funktionieren im Yoga genau wie in anderen Berufen kurzfristig ganz gut, langfristig aber tragen sie nicht. Wer wirklich seiner inneren Überzeugung folgt und anstrebt, ein seriöser Yogalehrer zu werden, der wird sich voll und ganz auf den Beruf einlassen müssen.

Die meisten Yogalehrer sind freiberuflich tätig. Das bedeutet auch, dass viele von ihnen weder über ein soziales Netz, noch irgendwelche anderen Sicherheiten verfügen, auf die sie sich in der Not verlassen könnten. Gute Yogalehrer fordern sich und natürlich auch ihrem Körper enorm viel ab. Authentizität und eine stets zuversichtliche Grundhaltung sind gefragt, ein großer Wissensschatz, ein hohes Maß an Sozialkompetenz, überdurchschnittlich viel Kraft, Kreativität, Führungsqualitäten, Einfühlungsvermögen und noch vieles mehr. Als Yogalehrer ist man immer wieder dafür verantwortlich, eine Energie im Raum zu erzeugen, die es den Teilnehmern ermöglicht, ihre Batterien wieder aufzuladen und zu sich zurückzufinden.

Wenn man sich vor Augen führt, wie ausgebrannt viele der Menschen sind, die zum Yoga kommen, dann wird deutlich, wie essentiell es ist, dass ein Yogalehrer stets aus einer großen, inneren Fülle schöpft.

Nach wirtschaftlichen Maßstäben gemessen, gibt es 1000 Berufe, die mehr Sicherheit, Anerkennung und auch eine halbwegs geregelte Work-Life-Balance versprechen. Wenn sich ein Lehrer dennoch für diesen Weg entscheidet, dann tut er es von innen heraus – aus voller Überzeugung. Spirit Yoga lebt durch seinen freien Geist und doch gibt es sehr wohl eine klare Linie.

Durch den Austausch, die Reibung, das Wissen und vor allem durch das Engagement, das diese wunderbaren Lehrer einbringen, konnte Spirit Yoga zu dem werden, was es heute ist – eine moderne, renommierte Yogaschule, in der mit Herzblut unterrichtet wird und in der die unterschiedlichsten Menschen ihr Yoga-Zuhause haben finden können.

Ich mag die Vordenkerin sein, aber die Fülle, die Vielfalt, Liebe und Lebendigkeit, die Spirit Yoga auszeichnet, wird vor allem durch die Spirit Yogalehrer erzeugt.

Spirit Yoga ist nicht dogmatisch, kein Kult und keine Sekte. Die Lehrer, die sich entschieden haben, den Spirit Yogaweg zu beschreiten und zu einem Repräsentanten oder Botschafter des Spirit Yoga zu werden, tun das einzig und allein , weil sie sich mit Spirit Yoga identifizieren können. Für meine Yogaschule und vor allem für die vielen Teilnehmer, die zu Spirit Yoga kommen, sind diese einzigartigen Lehrer ein großes Geschenk.

Auf den folgenden Seiten beschreiben einige meiner Yogalehrerinnen und -lehrer, was Spirit Yoga für sie auszeichnet.

Diese Auswahl steht für all die anderen Spirit Yogalehrer, denen ich mich zutiefst zu Dank verpflichtet fühle. Lange dachte ich, es sei einzig und allein mein Wunsch, den Spirit in die Welt zu tragen. Das ist nicht so, im Gegenteil. Bei aller Wahrung von Grenzen und Individualität hat sich über die Jahre ganz organisch ein sehr herzlicher Spirit Yoga Gemeinschaftsgeist entwickelt. Jeder einzelne Lehrer, und natürlich ebenfalls all die Mitarbeiter, die Sorge dafür tragen, dass Spirit Yoga auch hinter den Kulissen gut und reibungslos läuft, tragen ihren Teil dazu bei.

Ich glaube, die Zeiten, in denen ein patriarchalischer, angsteinflößender Guru über allem stand, sind vorbei. Vielleicht kommt auch hier im guten Sinne wieder der westliche Denkansatz zum Tragen: Führen bedeutet für mich persönlich, andere zu befähigen, die Verantwortung für das Ganze zu tragen, den Rahmen klar abzustecken, und vor allem den Spirit zu bewahren.

Meine Yogalehrerinnen und -lehrer

»Spirit Yoga ist für mich yogische Heimat. Seit ich Patricia und den Stil 2006 entdeckte, bin ich begeistert. Der Spirit Yoga Stil enthält einfach alles, was ich mir von einer Zeit, die ich mir und einer körperlichen Tätigkeit widme, wünsche.

Ich kann mir nicht vorstellen, einen anderen Lehransatz zu unterrichten. Das in sich schlüssige Spirit Yoga Konzept ist vielfältig und variabel und verfolgt gleichzeitig eine klare Linie.«

Dr. Inga Coerds

»Spirit Yoga steht für mich für die zeitlose Essenz dieser Achtsamkeitspraxis. Das ist umso faszinierender, da der Yoga in seiner Geschichte vielen Einflüssen unterlag. Mir als Lehrer gibt Spirit Yoga die Möglichkeit, die Praktizierenden nach einem körperlich aufgeklärten System durch die Yogastunde zu leiten und ihnen auf der seelisch-geistigen Ebene Energie und Regeneration mitzugeben. Ich vergleiche das Yoga-Unterrichten gerne mit der Tätigkeit eines Dirigenten – den Einzelnen immer wieder außerhalb seiner Komfortzone zum Besten fordern und damit die ganze Klasse letztendlich zu einer energetischen Einheit verschmelzen lassen.«

Norman Körner

»Auch wenn ich natürlich Fortbildungen in anderen Stilen absolviere, kehre ich wie selbst-

verständlich zurück zu meiner ›Homebase‹ – zu
Spirit Yoga –, zu Patricia und ihrem einzigartigen, klaren Stil, den sie mit allen Lehrern teilt.
Patricia schenkt uns Lehrern die Freiheit, uns
zu entfalten. Im Spirit Yoga geht es darum, authentisch zu sein. Jeder Praktizierende bei uns
begibt sich auf die Reise zu sich selbst.«

Andrea Mende, SY-Lehrerin, Eventmanagerin bei Spirit Yoga
und Persönliche Assistentin von Patricia

»Spirit Yoga verbindet für mich Klarheit und
Freigeistigkeit, Tradition und Moderne. Durch die
Kombination aus sinnvoller Ausrichtung und Er-
dung in Körper und Geist lernte ich mit meinem
freien Ausdruck zu spielen.«

Alexandra Kleinheinrich

»Spirit Yoga steht für zeitgenössischen Yoga,
der sich mehr an den Bedürfnissen und ganz
aktuellen Herausforderungen des Alltags seiner
Schüler orientiert, als dogmatisch an Altem festzuhalten. Er vermittelt die Spiritualität geerdet
und aufgeklärt, so dass sie einen direkten Bezug
zum Leben erhält und Menschen ganz praktisch
unterstützt. Und dennoch wird der Funken eines
seelischen Raums bewahrt, in dem wir das Leben nur fühlen, nicht verstehen können. Spirit
Yoga ist für mich der Weg, mit meiner wahren
Natur in Berührung zu kommen. Für mich ist
Spirit Yoga ein Ort, an dem der Yoga lebendig
bleibt, ohne zur Flucht zu werden oder sich an

hippe Trends zu verraten. Hier geht es immer um das Wesentliche, nah an den Menschen und den Themen der Welt.«

Alexa Posth

»Spirit Yoga steht für zwei Qualitäten, die für mich essentiell sind. Erstens sind die Körper- und Konzentrationsübungen zeitgemäß und wissenschaftlich fundiert. Mein Körper fühlt sich gut an danach. Zweitens müssen unsere Worte den Widersprüchlichkeiten, dem Aufsichselbst- gestelltsein, der Schnelllebigkeit und dem Chaos des echten Lebens standhalten. Die Kunst ist es, trotz dieser Widrigkeiten mit einem offenen Herzen durch die Welt zu gehen. Darin sehe ich meine Aufgabe als Yogalehrerin. Darin können wir unterstützen: mit unseren Techniken, unse- rer Haltung und unserer Sprache.«

Imke Wangerin

»Spirit Yoga ist für mich eine Heimat und ein Nest. Ich bin dankbar, dieser Gemeinschaft an- zugehören. Spirit Yoga ist für mich ein heiliger Ort. Hier habe ich ohne Dogmatismus das Hand- werk und die Kunst, Yoga zu unterrichten, ge- lernt. Hier wird die Seele berührt. Das ist, was mich bewegt und führt.

Wir alle im Studio tragen diesen pulsieren- den Kraftort – Spirit Yoga –, eine perfekte Oase für moderne urbane Menschen.

Ich liebe es. Von ganzem Herzen danke ich

Patricia. Hier darf ich strahlen, hier darf ich sein, wer ich wirklich bin.«

Stine Lethan

»Spirit Yoga ist für mich eine Art Kompass, der mich auf dem Weg zu mir selbst leitet. Aus der Dynamik der Bewegung und des Atmens spüre ich, wie ich von innen heraus ruhig werde und meine eigene Stille finde.

Von genau hier aus komme ich vom Denken ins Fühlen, vom Machen ins Sein. Hier ist es mir möglich, den Fokus scharf zu stellen, Kraft zu tanken und Mut zu sammeln. Alle Anspannung fällt ab und eine angenehme Weichheit stellt sich ein, aus der ich kreativ schöpfen kann, auch weit über die Yogamatte hinaus.

Es ist ein wunderschönes Gefühl, Menschen dabei zu helfen, Stress und Anspannung fallen zu lassen, wieder in Verbindung mit sich selbst zu treten und ein Stückchen freier und größer in den Alltag zurückzukehren.

Maike Egger-Hädler

»Patricia gelingt es, dass man sich in ihren Klassen aufgehoben und inspiriert fühlt. Halbherziges gibt es nicht. Man muss konzentriert und klar sein, sich selbst immer wieder hinterfragen und auch an die Grenzen gehen. Es ist der kraftvolle körperliche Stil in Verbindung mit Intelligenz und Humor, von dem ich mich angesprochen fühle.«

Pia Greschner

»Patricia ist eine Magierin mit Intellekt und Sinnlichkeit, die es ermöglicht, neue Welten zu öffnen. Sie besitzt den Mut einer Kriegerin, an das zu glauben, was auf Erfahrung beruht. Liebevoll lässt sie ihre Schüler mit dem starken Rüstzeug von Spirit Yoga ins weite Feld des Yoga ziehen. Durch ihren freien Geist strahlt Spirit Yoga eine unglaubliche Kraft aus.«

Daniela Blaesing

»Spirit Yoga bedeutet für mich vor allem: schnörkelloses Praktizieren. Mein rastloser, überladener Geist bekommt eine straffe, transparente Führung, ohne dass meinem Geist etwas übergestülpt wird.

Patricia ist eine kraftvolle Lehrerin, die nicht den Kopf in eine ›Euphemismus – Yogawelt‹ steckt. Sie fordert deine Präsenz ein, sie führt dich in ein klares, waches Innen – manchmal ist das durchaus kein chilliger Spaziergang.

Spirit Yoga ist ein bisschen wie eine Asana, man ist einerseits fest im Jetzt verankert und gleichzeitig kann man in seine innere Größe wachsen, ohne die Balance bei all dem Trubel zu verlieren.«

Jacqueline Draheim-Frank

»Ob man Stress abbauen möchte, einer spirituellen Sehnsucht folgt oder seine Rückenschmerzen loswerden will: Sinnvoll strukturierte Übungsabläufe bilden mit einer stimmigen Praxis den

Rahmen, auf den man sich bei Spirit Yoga grundsätzlich verlassen kann. Das Wichtigste ist mir
der meditative Aspekt einer Stunde. Wenn alles
Überflüssige von einem abfällt und sich das Tor
nach innen öffnet. Wenn alles weit und still wird
und man sich als untrennbaren Teil eines zutiefst
sinnvollen Ganzen erfährt.«

Nina Heitmann

»Patricia hat mir Wurzeln und Flügel zugleich
gegeben, als Schüler wie als Lehrer. Denn auch
als Lehrer bewege ich mich bei Spirit Yoga seit
über zehn Jahren im sicheren und klar definierten Raum, der so groß, offen und vertrauensvoll
ist, dass ich Platz und Zeit habe, zum Ankommen, zum Wachsen, zum Fließen und zum Sein.
Diesen Raum möchte ich auch meinen Schülern geben, damit sie sich selber immer wieder
Räume schaffen können.«

Nadja Vogt

»Menschen da abzuholen, wo sie körperlich,
energetisch und philosophisch sind und viele
durchdachte Kurse unterschiedlichster Art für
moderne Menschen anzubieten, ist der Ansatz,
den ich zutiefst bejahen kann.

Die Spirit Yoga Lehrinhalte – insbesondere
die Elemente-Lehre – haben die Basis gelegt, die
man für ein vielseitiges Unterrichten benötigt.

Wenn das Unterrichten – also Ansagen und
Demonstrieren der Asanas, Rhythmus der Se-

quenzen, Aufbau der Klasse, Berührung in den Hands on, Spielen von Musik – in Leib und Seele übergegangen ist, dann hat man Zeit für das Eigentliche: Hinschauen, wer in der Klasse ist und was gebraucht wird.

Resilienz aufzubauen ist das Ziel. Yoga stärkt die Fähigkeit, Krisen zu bewältigen.«

Joachim Koch

»Einen Stil kreiert man nicht über Nacht. Lebenserfahrung, Authentizität und Weitblick zeichnen ihn aus. In der Yogapraxis trete ich in Kontakt mit der inneren Stille und meiner Kraftquelle, aus denen ich für den Alltag und das Leben schöpfen kann. Um diese Zentrierung nach innen zu finden, hilft Spirit Yoga. Gerade dieser unbeirrbare Blick fürs Wesentliche ist es, der Spirit Yoga zu dem gemacht hat, was es heute ist: Ein reifer, ›erwachsener‹ Yogastil, ein Begleiter durch alle Lebensphasen und ein Ort, an dem unterschiedliche Charaktere und Lebenskonzepte sich zum lebensnahen, modernen Praktizieren und inspirierenden Austausch finden können.«

Bettina Hartmann

»Nichts ist so beständig wie der Wandel. Heraklit von Epheseus 2006. Bald nach der Öffnung des ersten Studios in Mitte bin ich zu Spirit Yoga gekommen, nachdem ich in einem Fitness-Studio ›modernes Yoga‹ für mich entdeckt hatte und

der Wunsch nach MEHR entstand. Die Lehrerin-
nen, der Stil und die ›positiven Nebenwirkun-
gen‹ haben mich so überzeugt, dass der Wunsch
entstand, mich intensiver mit Yoga zu befassen.
2011 nahm ich am Teacher Training teil, spätes-
tens seitdem ist Yoga wesentlicher Teil meines
Lebens und eine damit verbundene Lebensein-
stellung geworden. Spirit Yoga hat sich im Laufe
der Zeit ständig weiterentwickelt, expandiert
und verändert. Diese Mischung ist es, die ich
noch immer schätze: Veränderung und Offenheit für Neues, Klarheit, Freigeistigkeit und eine
aufgeklärte Fundiertheit in der Lehre. KLARHEIT
bedeutet mir als Basic- und Level 2 – Lehrerin,
einen möglichst neutralen Erfahrungsraum zu
schaffen, um sich und seine Bedürfnisse wahrzunehmen. Die FREIGEISTIGKEIT erlaubt es, sich
innerhalb des Spirit Yoga Stils kreativ und mit
den individuellen Fähigkeiten zu entfalten.«

Isabel Hollenbeck

»Es begeistert mich immer wieder – die perfekte
Integration der Weisheiten der alten, indischen
Schriften und der Bedürfnisse eines modernen,
westlichen Yogis in einem Yogastil, in dem persönliche Entwicklung und Authentizität groß-
geschrieben werden. Der rote Faden der Spirit
Yoga Praxis lässt so viel Freiraum, dass jeder
Lehrer ganz eigenständig um diesen roten Faden
herum sein persönliches, authentisches Meis-
terwerk weben kann – so unterschiedlich und
facettenreich und doch immer mit dem gleichen

Ziel: den Schüler auf seinem Weg nach Hause zu sich selbst zu begleiten. Bei Spirit Yoga besteht nicht die Gefahr, auf der Stelle zu treten und aus Traditionsgründen alles so zu machen, wie es immer war. Sowohl für meinen Unterricht, als auch meine persönliche Praxis bietet Spirit Yoga die perfekte Grundlage, um eine ausgewogene, mit ›Spirit‹ erfüllte Praxis zu gestalten.«

Simone Ratzer

Vorbemerkung

Ich hatte das große Glück, bei vielen namhaften Yogameistern Unterricht nehmen zu dürfen. Während
meiner neun Jahre in Kalifornien absolvierte ich eine
Reihe von Aus- und Weiterbildungen an den bekann-
testen amerikanischen Yogaschulen und besuchte
darüber hinaus fast jeden Tag Kurse bei allen Lehrern, von denen ich etwas lernen konnte. Die Zeit in
Amerika hat mich stark geprägt. Viele der amerikanischen Lehrer gehen sehr systematisch vor und vermitteln solide Grundlagen. Auch sind sie imstande,
die klassische Yoga-Philosophie so zu erklären, dass
selbst unerfahrene Yogis viele Einsichten gewinnen.
Fast immer gelingt es ihnen, ihren Unterricht so zu
gestalten, dass ihre Teilnehmer nach der Stunde mit
einem guten Gefühl aus dem Studio gehen. Einige
nur, hatte ich den Eindruck, können über die typisch
amerikanisch perfekte Erfüllung der »Dienstleistung
Yoga« hinaus auch die tieferen Dimensionen des The-
mas für ihre Schüler erfahrbar werden lassen. Die wenigen Lehrer, die auch das vermitteln konnten, setzen
sich über die reine Fleißarbeit der Stundenvorberei-
tung hinaus sehr viel intensiver mit Yoga auseinander. Leitfiguren waren für diese Lehrer im eigenen
Land allerdings noch kaum zu finden. Sie waren es ja
schließlich selbst gewesen, die in Amerika eine neue
Yoga-Ära einläuteten. Um Yoga wirklich im Innersten
zu begreifen und sich von dieser Erfahrung durch-

dringen zu lassen, reisten sie häufig nach Indien, ins Ursprungsland des Yoga.

Sie kehrten von ihren langen Pilgerreisen jedes Mal mit unglaublichen Geschichten zurück, die das Land wie eine Verheißung erscheinen ließen. Es umgab sie etwas Mystisches, Geheimnisvolles, etwas, das sich nicht in Worten erklären ließ.

Damals war ich selbst schon eine recht erfolgreiche Yogalehrerin, ohne jedoch meinen eigenen hohen Ansprüchen im entferntesten zu genügen. Sicher, ich besaß Talent zur Vermittlung, eine Gabe, Menschen berühren zu können und ihre Aufmerksamkeit zu halten. Aber in meinen Augen zählte ich auch »nur« zu jenen Fleißigen, die einen ordentlichen Job machten. Ich hatte einiges über Yoga gelernt und bereits viel unterrichtet, aber ich konnte noch lange nicht aus meinem eigenen Erfahrungs- und Wissensschatz allein schöpfen, sondern war noch sehr auf das Angelernte angewiesen.

Ich wollte meine Sache besonders gut machen, denn ich liebte, was ich tat. Außerdem wusste ich natürlich genau, wenn ich mir nicht mehr Mühe als die meisten anderen geben würde, dann würde ich bei dem gewaltigen Überangebot von Yogalehrern kaum eine Chance haben, mich durchzusetzen.

Im Grunde, so empfand ich das damals, konnte ich mich abstrampeln soviel ich wollte, ich hätte mir selbst nie Gerechtigkeit widerfahren lassen können. Es hätte niemals ausgereicht. Alles, was ich kannte, war Yoga aus zweiter Hand, ein US-Import, *American Second-Hand Yoga*, das ich weiter verwertete. Die Quelle des Yoga war verdammt weit weg. Wenn ich dieses Gefühl, als Yogalehrerin nicht zu genügen, loswerden wollte, dann musste ich selbst nach Indien reisen, um dort im Ursprungsland intensiv ins Yoga einzutauchen.

Es sollte eine Recherche- und Abenteuer-Reise werden. Ich wollte Yoga in seiner Reinform erleben und endlich persönlich von den echten, indischen Meistern lernen. Dafür war ich bereit, einiges auf mich zu nehmen.

Zunächst hospitierte ich längere Zeit bei einem ayurvedischen Arzt in einer Yoga-Therapie-Klinik in Mumbai. Danach machte ich mich auf den Weg nach Pondicherry, um eine Weile in dem berühmten Aurobindo Ashram zu verbringen, und zu guter Letzt übte ich einen extrem schwülen Sommer lang in Mysore Ashtanga Yoga unter Pattabhi Jois' strenger, aber gütiger Aufsicht.

Nirgends fand ich, was ich gesucht hatte. Aber was das genau gewesen war, hätte ich auch nicht zu benennen gewusst. Tiefe Zustände von Meditation, die eine Ahnung vermittelten, wie sich Erleuchtung anfühlt? Ich wollte herausfinden, warum so viele glänzende Augen hatten, wenn sie von Indien erzählten. Bis heute treffe ich manchmal andere Yogalehrer, die von ihrem indischen Guru und dem Yoga, den sie im Ashram kennenlernen durften, schwärmen. Für mich hingegen war Indien eher eine Zumutung. Mein Indien-Aufenthalt war auf eine ganz andere Weise aufschlusreich für mich, als ich erwartet hatte.

Das Essen bekam mir überhaupt nicht, mir war durch das extreme Wirrwarr an Sinneseindrücken und Sprachen dauerschwindelig, und trotz aller Herzlichkeit von Seiten meiner indischen Gastgeber fühlte ich mich, obwohl ich sonst so gerne in ferne Länder reise, fremd wie eine Außerirdische.

Ganz am Ende gab es dann aber doch ein Erlebnis, das mich auch im positiven Sinne nachhaltig beeindruckte. An meinem letzten Tag in Indien war ich in Delhi. Mir blieben noch fünf Stunden bis zu meinem Abflug nach Deutschland. Ich besuchte eine Vogel-Klinik, in der liebevoll alle möglichen merkwürdigen Vögel einen wunderschönen Ort des Friedens gefunden hatten, während direkt davor die Menschen in ihren Wellblech-Hütten dahinvegetierten. Ich schlenderte über einen Markt, kaufte schöne Andenken und ging schließlich ins Gandhi Museum. Bepackt mit meinen Einkaufstüten wollte ich die anstrengende Reise mit der Besichtigung einer Sehenswürdigkeit ausklingen lassen. In dieser erleichterten Abschiedsstimmung betrat ich ohne große Erwartungen Gandhis Zimmer, den letzten Raum, in dem er vor seiner Ermordung gelebt hatte.

Die Augenblicke in Gandhis schlichtem Zimmer waren sehr erhellend. Gandhi besaß am Ende seines Lebens weniger Habseligkeiten als ich in drei Stunden zusammengeshoppt hatte. Das Zimmer war für mich Beweis und Ausdruck dafür, dass er stets auf das Wesentliche konzentriert war und das auch konsequent bis zum Ende.

Es waren nicht nur meine angehäuften materiellen Schätze, die ich plötzlich anders betrachtete. Noch etwas viel Wichtigeres wurde mir schlagartig klar. Ich war nicht nach Indien gereist, um mich berühren und verwandeln zu lassen. Ich war gekommen, weil ich etwas erwartet hatte, weil ich etwas unbedingt erreichen wollte. Das Ziel meiner Reise war, eine »richtig gute«Yogalehrerin zu werden. Um das zu verwirklichen, hatte ich die zurückliegenden Monate wirklich viel auf mich genommen, harte Arbeit, körperliche Anstrengung, Schwierigkeiten mit dem Klima, dem Essen, der Einsamkeit und Isolation.

Am Ende stand ich da und musste mir eingestehen, dass ich wirklich gehofft hatte, die Essenz zu finden und zu ernten. Aber den Spirit kann man nicht mit Kalkül erschließen, sorgfältig zusammengefaltet in den Koffer legen und dann mit ihm nach Hause fliegen. Um ein wirkliches spirituelles Erlebnis zu haben, das einen für immer prägt, muss man imstande sein, sich den Erfahrungen voll hinzugeben.

Dazu war ich damals innerlich nicht bereit. Allein aus mir heraus zu geben, ohne irgendetwas zu wollen, leuchtete mir nicht ein. Warum sollte ich mich auf so einen lausigen Deal einlassen? War das nicht genau die Situation, vor der nicht nur mein Vater mich immer gewarnt hatte? Vor Typen wie diesem Guru Osho musste man sich doch einfach in Sicherheit bringen. In seinen Garagen standen seine ganz persönlichen 100 Rolls Royce Limousinen, und er vertrieb sich seine Zeit damit, unter dem Vorwand von freier Liebe einen Haufen naiver, gutgläubiger Mädchen zu verführen. Nicht mit mir ! Ich würde mich in diesem Leben niemals ergeben, dachte ich. Das wäre nämlich Hochverat – nicht nur an meinem Vater, sondern auch an meinem Selbstbild als eigenverantwortliche Frau. Mich kriegt in diesem Leben keiner klein! Ich bleibe immer stark und nehme mir, was ich will.

Eine solche Haltung mag im Hinblick auf die Gestaltung einer Karriere sicher hilfreich sein, aber für jegliche echte Lebenserfahrung ist sie pures Gift.

So tun sich die Toughen und Erfolgreichen meist viel schwerer, wenn es um ein wirkliches Einlassen und um Demut geht. Mein Gott, brauchte ich lange. Erst jetzt mit fast 50 Jahren ergebe ich mich. Ich habe genügend Enttäuschungen und Tiefschläge erlebt. Mein Herz ist gebrochen und die Krähenfüße kann ich auch nicht mehr verbergen. Wie damals, als ich Amerika verließ, um eine neue Lebensphase zu beginnen, um in Berlin eine erfolgreiche Yogaschule zu eröffnen, häute ich mich jetzt ein weiteres Mal. Natürlich mache ich mich damit verletzbar. Ich könnte in der Wirklichkeit scheitern, aber als Nullsummenspiel würde ich es selbst dann nicht sehen. Denn ich weiß, ich bin endlich am Grund angekommen und agiere nicht allein aus meinem Willen, sondern aus einer tiefen und essentiellen Kraft heraus.

Mein Indien-Aufenthalt war also doch nicht ganz umsonst gewesen. Damals in Gandhis Zimmer wurde etwas gesät, das erst viele Jahre später Früchte tragen sollte. Für andere mag Indien einer der bedeutsamsten Orte auf Erden sein. Ich konnte in Indien außerhalb von Gandhis Zimmer nicht das finden, wonach ich tief in meinem Herzen suchte. Aber im Grunde war das gut so, denn von da an hörte ich endlich auf, das Glück und die große Erkenntnis im Außen zu suchen.

Ich begann stattdessen die Reise nach innen und fing an, mich mit unserer eigenen Kultur auseinanderzusetzen. Ich beschloss, was ich erfahren und gelernt hatte, in mir zu vereinen, um dann mit meiner eigenen Stimme die Essenz des Yoga unserem europäischen Kulturkreis näher zu bringen.

Als ich Spirit Yoga vor 15 Jahren eröffnete, konnte ich zwar schon sehr schön Yoga-Übungen anleiten, ein wirklich schöpferisches Arbeiten mit den Elementen der yogischen Praxis war das jedoch noch nicht. Ich ermutigte andere, in ihr Licht zu treten, aber meine eigene Handschrift blieb blass. Erst nach der Geburt meiner Söhne und echten Tiefschlägen, die ich hinzunehmen hatte, fing ich an, mich und meine Rolle in der Yogawelt in Frage zu stellen. In dem charismatischen, verheißungsvollen Getue anderer entlarvte ich meine eigenen narzisstischen Züge. Das war eine harte Landung auf dem Boden der Realität. Desillusioniert wie ich war, konnte ich das Bild, das ich mir selbst und anderen präsentiert hatte, nicht mehr halten.

Der Mensch Patricia konnte endlich geboren werden. Spirit Yoga war stabil genug und trug mich auch durch diesen Lebensabschnitt gut hindurch.

Heute weiß ich, dass ich keine Blenderin bin. Ich glaube an keinen Hype, sondern begebe mich seit mehr als 25 Jahren immer wieder auf die Matte, Tag für Tag, mit Zweifeln, mit Gewissheit, immer. Ich habe mich lange gequält, aber jetzt bin ich milde und klar geworden. Das war ein ziemlicher Kampf. Meine Großmutter hat oft gelacht und zu mir gesagt: »Immer musst Du mit dem Kopf durch die Wand! Ich wünsche Dir von ganzem Herzen, dass Du eines Tages die Tür finden wirst.«

Der Yogaweg bietet keine Abkürzungen zu einem sinnerfüllten Leben.

Entscheidend ist, sich auf den Weg zu machen und niemals aufzugeben oder die Hoffnung zu verlieren.

The teacher appears when the student is ready, so lautet ein Sprichwort. Und so fand ich in der Zeit meiner Midlife Crisis zu meinem Lehrer Tias Little.

Tias Little ist ein sehr bekannter, amerikanischer Yogalehrer, der mit seiner Frau Surya und deren Sohn in den Bergen oberhalb von Santa Fe, New Mexico lebt.

Tias ist weder besonders sexy noch besonders charismatisch. Er ist einfach ein extrem guter und sehr bescheidener Yogameister, der seinen Schülern nichts verspricht. Er besitzt die besondere Gabe, in seinen Schülern keine mächtige Fülle, sondern eine meditative, inspirierende, stärkende Leere zu erzeugen.

Das ermutigte mich dazu, meinen eigenen Weg noch konsequenter zu gehen.

Ich lernte auch eine Reihe von fachlichen Fähigkeiten von Tias Little, aber das Wichtigste war für mich, dass Tias mir gezeigt hat, dass weniger mehr ist, dass es als Yogalehrer wichtig ist, den Yoga und das Leben so intensiv, wie man es eben aushält, zu leben und sich dagegen in seinem Unterricht immer stärker auf das Wesentliche zu konzentrieren, eher zu reduzieren. Es begeistert mich, die Räume schaffen zu können, in denen andere sich entfalten können und in ihr Licht treten können.

Eine europäische Rezeptur des Yoga ist noch immer ein Wagnis. Ich kann nicht anders, als darin meinem inneren Auftrag zu folgen und mich der Essenz meiner eigenen Kultur anzunähern. Alles andere wäre nicht authentisch.

Mit dieser Haltung stehe ich nicht allein da. In den letzten Jahren lernte ich Menschen kennen, die in ihren Bereichen, der Kunst, der Literatur, der Philosophie, der Psychologie und der katholischen wie der protestantischen Geistlichkeit, ebenfalls ihrer Bestimmung folgen. Für dieses Buch habe ich mit einigen der außergewöhnlichsten Menschen dieser Disziplinen Gespräche geführt. Mit manchen von ihnen bin ich schon länger in einem Gedankenaustausch. Ich befragte den Schriftsteller Daniel Kehlmann, die Philosophin Rebekka Reinhard, den evangelischen Pfarrer Tilmann Haberer, den Franziskaner-Pater Christoph Kreitmeir, den Psychiater Joachim Bauer und den Künstler Tino Seghal. Ich fragte nach ihrer Arbeit und wollte wissen, ob sich Parallelen zu meiner Arbeit im Yoga finden lassen. Sie alle sprechen über ihre Definition von Spiritualität und darüber, wie man ein gutes Leben führt. Darin sind sie Experten. Sie sind nicht nur erfolgreich, sondern vor allem authentisch, eigen und mutig. Wenn es immer unwahrscheinlicher wird, dass sich der Spirit innerhalb etablierter Institutionen offenbart, dann müssen wir den Spirit in unseren Herzen tragen und ihn weiter in die Welt schicken durch unsere Arbeit.

DIE GESPRÄCHE:

**Mit Pater Christoph Kreitmeir
und Werner Arnold**

Bei meiner Recherche nach einem katholischen Priester, der mir erklären könnte, warum so viele Menschen
vom christlichen Glauben abfallen und ihr Glück auf
esoterischen Wegen suchen, durfte ich Pater Christoph
kennenlernen. Ich hatte zuvor sein Buch »Sehnsucht
Spiritualität« gelesen und ihn, weil mir der Inhalt des
Buches sehr zusagte, daraufhin kontaktiert. Er hatte
wenige Wochen vor unserem Gespräch begonnen, den
Franziskanerorden zu verlassen, um seinen eigenen
Weg ohne die Rückendeckung seiner Glaubensgemein-
schaft als Priester fortzusetzen. Ich lernte einen in seinem Glauben tief verankerten Mann voller Weitsicht
und Güte kennen, für den das Umfeld, in dem er mehr
als dreißig Jahre gelebt hatte, zu klein und zu eng geworden war. Pater Christoph sieht, dass die Menschen
eine echte, tiefe Sehnsucht nach dem Wesentlichen
umtreibt, viele sich aber weder durch kirchliche Angebote noch durch festgezurrte Rituale angesprochen
fühlen. Wir könnten kaum unterschiedlicher sein, und
doch habe ich in Pater Christoph einen Freund und
Weggefährten gefunden.

Werner Arnold ist Unternehmer, kath. Christ,
Zenpraktizierender und ein Freund von Christoph
Kreitmeir.

P: Im modernen Yoga zeichnen sich vier Strömungen ab: Es gibt einmal das sehr traditionelle, an die indische Philosophie zum Beispiel des Krishnamacharya anknüpfende Yoga. Es ist exotisch, aber auch irgendwie aus der Welt gefallen, es lässt sich eigentlich so nicht in unser Leben im Westen integrieren und hat auch keinen gesellschaftlichen und wirklich lebenspraktischen Impact. Dann gibt es eine weitere Fraktion, die Yoga als Woodstock Revival lebt, die daraus eher einen vegetarisch bis veganen Hippie-Kult der Achtsamkeit macht.

C: Esalen in Kalifornien und alles, was damit zusammenhängt.....

P: Gitarre rausholen, sehr links politisch engagiert sein, und ganz aufgeklärt einen Joint rauchen. Das ist der neue Kult der Metropolen, Yoga for Hipsters. Die dritte Gruppe ist die rationale, effiziente, Esoterik-abgewandte Fraktion. Elf Yogaübungen für einen schönen Körper. Madonna und Sting tun es auch, es ist cool und wirkt. Und die vierte lässt es zu einem Kieser-Physio-Training mutieren, Rückenprogramm mit einer kleinen Dosis Spiritualität. Wenn ich an die vielen tausend Menschen denke, die zu Spirit Yoga kommen, dann weiß ich, dass sie keine dieser vier Richtungen gebrauchen können. Es sind alles vernunftbetonte Menschen, die mit beiden Beinen im Leben stehen. Aber sie sind schon hier und da an ihre Grenzen geraten und haben gespürt, dass man nicht alles im Leben mit Willen und Kontrolle erreichen kann. Wenn solche Menschen sich auf eine Sinnsuche begeben, dann suchen sie keinen Guru, sondern einen Raum, in dem sie für sich dem Wesentlichen auf die Spur gehen können.

C: Das Wort Spirit Yoga betont also die spirituelle Dimension?

P: Yoga, wie ich es verstehe, dient dem Spirit, dem Licht in den Menschen. Ich vermittele über die körperliche Erfahrung von Anstrengung, Entspannung und bewusster Atmung, wie man sich wieder mehr spüren, Anbindung an den Urgrund schaffen kann. Man gewinnt Abstand zum Alltagsselbst. Darüber findet man einen anderen, essentielleren Zugang zum Sein und dann hoffentlich auch darüber hinaus zu etwas Größerem.

C: Das lässt mich als Priester aufmerken: Sie suchen den Kontakt zu Pastoren und Geistlichen, Sie sprechen von Gott, von spiritueller Suche und säkularer Welt. Gehe ich richtig in der Annahme, dass Sie christlich geprägt aufgewachsen sind?

P: Ursprünglich evangelisch, aber wie viele in meiner Generation habe ich als Erwachsene in fremden Kulturen gesucht, was mich in meiner nicht überzeugte. Im Yoga geht es um Authentizität. Und da wusste ich irgendwann, Gott für sich neu erfinden zu wollen, indem man kleine Ganeshas und glitzernde Shiva-Statuen aufstellt, weil das gerade so trendy ist, das funktioniert für mich nicht. Ich möchte mich mit einer eigenen religiösen Herkunft, Identität und Kultur auseinandersetzen, denn ich versuche ja, mit dem Yoga eine Annäherung zu finden. Wie kann ich die Brücke schlagen, für mich und für die Menschen in meinen Kursen? Das Wort Gott geht da nicht über meine Lippen, es ist zu bedeutungsbesetzt. So muss ich mich eigentlich fast einer Sprachlosigkeit ergeben und kann nur geschickt versuchen, einen Rahmen zu schaffen, in dem das, was essentiell ist, Bedeutung findet. Aussprechen kann ich es nicht. Denen, die suchen, kann ich über die körperliche Praxis den Weg weisen, aber trotzdem möchte ich besser verstehen, was da eigentlich passiert. Worte zu finden, die diese aufgeklärten Menschen noch erreichen, das wäre irgendwann schön.

C: Ganz toll: Was Sie da sagen, trifft auf viele Menschen unserer westlichen Gesellschaft zu, katholische, evangelische oder solche, die längst aus der Kirche ausgetreten sind. Sobald man einen Priesterkragen trägt oder eine Kutte oder das Wort Gott erwähnt, geht bei vielen die Jalousie runter. Wenn es um das Sprechen über Gott geht, und das sage ich jetzt als Theologe, dann geht es um das Unaussprechbare, um Geheimnis, um das ganz andere … Das sind genau die signifikanten Charakteristika von Gott. Wir müssen uns mühen, über Gott in einer anderen Weise zu sprechen, ohne Platzhalterfunktionen einzusetzen.

P: Ich bin noch ratlos, die rechte Ansprache zu finden ...

W: Ich frage mich, ob man das wirklich mit Worten benennen muss. Yoga hat eine ganz wichtige Türöffnungsfunktion, indem es den Tempel, den Körper, als Hülle der Seele betrachtet. Die Vorbereitung des Körpers über Yogaübungen kann uns für andere Dimensionen öffnen. Die Voraussetzung ist tiefere Versenkung, und die kann man im Yoga erreichen. In der Zen-Praxis begegne ich auch vielen, die mit dem traditionellen, christlichen Gott nicht viel am Hut haben. Aber über die Erfahrung der Stille und der Versenkung werden sie berührt, können sie sich das Göttliche erschließen.

P: Genau. Der Unterschied ist, Yoga ist marketingmäßig aufbereitet worden und dadurch anders besetzt als Zen. Wer in ein Zen-Kloster geht, ist schon auf der Suche nach spiritueller Erfahrung. Während ins Yoga Leute mit unterschiedlichsten Erwartungen kommen, so wie ich das eingangs beschrieben habe.

W: Es geht Ihnen darum, alle diese Menschen anzusprechen. Das ist natürlich eine sehr heterogene Gruppe. Das ist schwierig. Zen ist etabliert als eine inzwischen vom Buddhismus losgelöst denkende interreligiöse Form der Praxis. Kontemplation nennt man das jetzt eher in einem christlich-evangelisch-katholisch geprägten Umfeld. Es ist dem Menschsein immanent, unabhängig von der kulturellen oder religiösen Prägung.

C: Psychologisch betrachtet ist das universell. Von unserer Natur als Mensch her, verankert in unserem kollektiven Unbewussten haben wir alle die Sehnsucht nach etwas Größerem, nach Transzendenz. Das Inter-Religiöse oder das Trans-Religiöse kann man auch definieren als etwas Verbindendes zwischen Anhängern der reinen katholischen Lehre, klassischen Lutheranern und Vertretern der Zen-Philosophie. Zen ist ja eigentlich eher eine Philosophie und der Buddhismus die Religion dahinter. Hugo Makibi Enomiya-Lassalle, der Jesuit, der in Japan ein Zen-Meister wurde, und das in Europa lehrte, ohne seinen Glauben aufzugeben, ist ein Beispiel für diesen Weg. Es ist schön, wenn Sie vom Yoga her diesen Weg beschreiten. Wenn Sie mir das beschreiben sollten, wie sähe dieser 5. Yoga-Weg aus?

P: Der Spirit Yoga Weg wäre der, ähnlich wie in der Kirche über bestimmte rituelle Abläufe zu erreichen, dass die Menschen in die innere Erfahrung geführt werden. Durch das Spüren, durch das bewusste Atmen, durch physische Auseinandersetzung lernen sie, Gelassenheit zu üben, und in der Stille am Ende sind sie dann soweit, dem Wesentlichen auf die Spur gehen zu können.

C: Wenn ich das jetzt so höre, dann verstehe ist jetzt das, was der Herr Arnold gesagt hat, wie er es für sich erlebt hat und erlebt, folgendermaßen: Yoga öffnet als Vorbereitung Tore, die dann durch die Methode, die er seit 35 Jahren kennt – Zenmeditation – nach innen führen. Zen ist quasi Schritt, der durch die Tür nach Innen führt, Yoga ist der Schlüssel, der die Tür öffnet.

W: Das Atmen erlaubt ja überhaupt erst, in eine andere Tiefe zu kommen. Das ist ein langwieriger Prozess, der viel Geduld erfordert.

P: Wir sind doch konfrontiert mit den Schwierigkeiten der Menschen, überhaupt noch mit anderen Menschen in Resonanz treten zu können. Das Schlimme ist doch das Gefangensein in dem vorherrschenden Kult der Äußerlichkeit, der Verdinglichung von allem, in diesem zwanghaften »Ich muss mich fithalten, ich muss leistungsfähiger sein, ich muss mich entstressen und sozial kompetenter werden, ich muss, muss, muss ...«

Das wäre auch meine Kritik an den Achtsamkeitsschulungen, die heute stattfinden. Ähnlich wie im Yoga wird da zurzeit der Begriff der Achtsamkeit und die Praxis missbraucht für ganz andere Ziele. Menschen sagen sich: »Ah, wenn ich jetzt noch mehr Abstand gewinne, dann kann ich kontrollieren, manipulieren, dann bin ich leistungsfähiger, dann hab ich noch mehr den Durchblick ...«

C: Der Philosoph Wilhelm Schmid spricht deshalb nicht von Achtsamkeit, weil er sagt, dass der derzeitige Hype um die Achtsamkeit Geschäfte macht und somit den Begriff entwertet. Er spricht von Aufmerksamkeit. In unseren jeweils verschiedenen Praxisfeldern wollen wir dem Menschen wieder Räume zur Selbstbegegnung und zur Gottesbegegnung geben. Das wollen Sie auch, Frau Thielemann, und Ihr Hauptraum ist der Körper. Das interessiert mich, deswegen sitze ich hier, weil in der katholischen Kirche, aber auch in der evangelischen Kirche, der Körper bis hin zur Körperfeindlichkeit vernachlässigt wurde und nicht selten noch wird. Und dass wir, um es bayerisch zu sagen, es leid sind, dass Perlen vor die Säue geworfen werden – Yogaperlen, Zen- und Christentumsperlen ...
Stimmts oder habe ich Recht?

(Alle lachen)

P: Genau, Sie treffen es.

C: Auf meine Frage, wie es mit der Kirche seiner Meinung nach weitergehen wird, sagte Prof.

Schmid in einem Interview, das ich vor kurzem mit ihm führen durfte: »Auf keinen Fall auf dem Weg des Benedikt, sondern auf dem Weg des Franziskus«. Und ich frage verblüfft: »Was meinen Sie jetzt, die Heiligen oder die Päpste?« Darauf er »Die Päpste. Der Weg des Benedikt war der Weg der Entweltlichung: Wir sperren uns alle in einen heiligen Raum. Was um uns herum passiert, ist schlimm, aber wir wollen nicht, dass die Lehre und die Essenz davon berührt und zerstört werden. Die franziskanische Spiritualität, die des Papstes Franziskus, der zwar Jesuit ist, aber sehr franziskanisch lebt und handelt, meint ›Hinein in die Welt mit unserer Botschaft‹. Und das macht er ja sehr authentisch.«

Aber was ich sagen will ist, mir fällt auf, dass sich anscheinend seit sechs Jahren ein Wandel in mir vollzieht, der jetzt wie eine Bombe oder wie eine Blase geplatzt ist, nämlich durch meine letzte Versetzung im Franziskanerorden.

Ich gehe mit dem um, was ich essentiell habe, nämlich zur Zeit nichts, außer mir selbst.

Ich habe tolle Freunde, die mich beherbergen. Ich gehe in Zukunft in ein intensives Arbeitsfeld, das jeden Tag Leid, Schmerz, Not, bedeutet, das Krankenhaus. Dahin gehe ich jetzt mit meiner essentiellen Botschaft, nämlich: Leben ist wert, gelebt zu werden. Wenn wir keine falschen Kompromisse leben, wenn wir durch alle Höhen und Tiefen gehen, dann hinterlassen wir etwas, das stimmig ist: Echte Spiritualität, ob christliche, buddistische, ob Yoga oder Zen, will nicht ein Wellnessprogramm sein. Sie will in die echte Selbstbegegnung, Gottesbegegnung und die Begegnung mit anderen Menschen, der Schöpfung und dem Leben führen. Echte Spiritualität führt nicht in die Realitätsferne oder ins Wolkenkuckusheim. Sie führt ins Leben mit Bodenhaftung und ist deshalb so notwendig in einer immer oberflächlicher werdenden Welt.

Mit Joachim Bauer

Auf besondere Empfehlung besorgte ich mir das Buch »Selbststeuerung« von Joachim Bauer. Durch Zufall geriet ich beim ersten Aufblättern auf diese Textstelle:»Gefragt sind in den modernen Medien schnelle Reaktionen auf Reize, nicht aber das für die Entwicklung der Selbststeuerung so wichtige Innehalten und das Reflektieren von Wahlmöglichkeiten. Trainiert wird mit den modernen Medien viel zu sehr das Go, die schnelle und wie automatisch ablaufende Reaktion, und viel zu wenig das No Go, also das Innehalten und Nachdenken.« Voilà, mein Thema, Innehalten.

P: Sie schreiben in Ihrem Buch »Selbststeuerung«, dass die Fähigkeit, sich dem sinnlosen Konsum und ständigen Reizen zu verweigern, und sich stattdessen bewusst zu beschränken, auch Verzicht ertragen zu können, zu einem Zugewinn an Freiheit und Selbststeuerungsfähigkeiten führen kann.

So ist Selbststeuerung kein gegen die angeblich wahre Natur gerichtetes Konstrukt, sondern Teil unserer biologischen Bestimmung.

Die Aufgabe guter Selbststeuerung besteht darin, die sich aus dem neurobiologischen Trieb oder Basissystem meldenden spontanen Wünsche und Impulse gegen längerfristige Eigeninteressen abzuwägen. Selbststeuerung ist ganzheitliche Selbstfürsorge. Die Strategie von Anbietern von Konsumartikeln in Wohlstandsgesellschaften besteht darin, die kurzfristigen Wünsche des Trieb- oder Basissystems anzusprechen und durch den fortwährenden Konsum sowie durch mediale Unterhaltungsangebote zu befriedigen. Wir werden also in unserem Denken und Fühlen manipuliert.

Wie gelingt es uns, wo wir doch in dieser Welt voller Verführungen leben, unsere Sicht auf die Dinge zu schärfen, unseren freien Willen zu stärken sowie die Fähigkeit einer guten Selbststeuerung zu erlangen?

J: Wichtig ist, die Vielfalt der auf uns einwirkenden Reize und Angebote sinnvoll zu reduzieren und uns vor allem nicht ständig einer übergroßen Flut von Informationen auszusetzen.

P: Wie wichtig sind Vernunft, Verantwortung und menschliche Reife im Hinblick auf einen freien Willen?

J: Der Mensch verfügt über die Möglichkeit, sich selbst zu beobachten. Impulse, die auf kurzfristige Befriedigungen zielen, kann der Mensch gegen mittel- und längerfristige Ziele abwägen. Unser innerer Selbst-Beobachter kann uns helfen, eine Balance zwischen dem zu finden, was uns spontan Freude macht, und dem, was langfristig gut für uns ist.

P: Wie würden Sie den Unterschied zwischen einem vom freien Willen gesteuerten Verhalten und einer Haltung von »Laisse-faire« beschreiben?

J: Der Spielraum des freien Willens ist nicht unbegrenzt, Menschen können sich selbst nicht neu erfinden. Wir befinden uns in zahlreichen Kontingenzen, die mit unserer biologischen Ausstattung, mit unserer sozialen Vorgeschichte und mit den sozialen Kontexten zu tun haben, in denen wir uns aktuell befinden. Trotz alledem bleiben beachtliche Freiräume erhalten. Der Raum des freien Willens lässt sich vor allem dadurch erweitern, dass wir nicht auf jeden Reiz, nicht auf jedes Angebot reflexhaft reagieren, sondern zwischen Reiz und Reaktion Zeit vergehen lassen.

P: Warum wird in unserer Zeit der »freie Wille« nicht selten missverstanden als »Ich mache, was ich will« oder »Ich muss mich von allem befreien, was irgendwie anstrengend oder unbequem ist«?

J: Anbieter von Konsumgütern wollen, dass wir konsumieren. Wir werden jeden Tag von unzähligen Werbereizen angesprochen, auf die wir – so wollen es die Anbieter – mit einer möglichst umgehenden Kaufreaktion reagieren sollen. Es wird uns suggeriert, etwas zu kaufen sei ein Akt der Freiheit. In Wirklichkeit haben Menschen, die sich in dieses Reiz-Reaktions-Schema pressen lassen, ihre Freiheit verloren.

P: Sie schreiben, dass viele Menschen sich dem Druck des Konformismus unterwerfen und sich den vermuteten Erwartungen anderer anpassen. Ich beobachte das erstaunlicherweise auch in der Welt des Yoga.

J: Es gibt bestimmte Klischees, die immer wieder bedient werden, Codes, Bilder, Objekte und Sprüche. Auch die Medien sind voll von diesen Zerrbildern.

P: Ist das der Preis, den manch Einer aus einem Bedürfnis nach Zugehörigkeit zahlt?

J: Der Mensch ist ein auf soziales Zusammenleben angelegtes Wesen. Die Erwartungen, die andere Menschen an uns herantragen, haben zwei Seiten: Auf der einen Seite können sie uns aktivieren und ermutigen, andererseits können sie uns aber auch einengen und auf ein Stereotyp festlegen.

P: Ich halte das für bedenklich, denn die Begegnung mit dem eigenen Selbst, die durch Yoga gefördert werden kann, läuft durch diesen Konformismus wahrscheinlich ins Leere.

J: Viele gute neue Ideen verlieren, wenn wir sie überstrapazieren oder nur noch schematisch anwenden, ihren eigentlichen Sinn. Die Vorstellung eines achtsam geführten Lebens, in dem wir bewusst und mit offenen Augen von Moment zu Moment gehen, ist eine gute Sache. Auch, dass wir zwischen Reiz und Reaktion innehalten sollten und der Muße des träumenden Nachdenkens bedürfen, ist gut und richtig. Wir sollten uns in unserem Willen, das Richtige zu tun, aber keineswegs verkrampfen, sondern immer wieder zurückfinden zur Spontaneität.

P: Ein sinnvolles Yoga-Programm sollte sich positiv auf das vegetative Nervensystem auswirken. Was braucht denn unser Nervensystem in Zeiten der Reizüberflutung? Welche Aspekte sollten deshalb im Yoga gefördert werden?

J: Die Yogapraxis tut in zweierlei Hinsicht gut: Sie fokussiert den Geist, und sie bringt uns in Kontakt mit dem eigenen Körper.

P: Im Yoga geht es darum, einen gesunden Abstand sowohl zu äußeren Einflüssen als auch zu eigenen Gemütsregungen zu gewinnen.
Glauben Sie, dass dieses bewusste, zeitweilige Abstandnehmen hilfreich sein könnte, um zu einer besseren Selbstführung zu gelangen?

J: Indem Yoga den Geist fokussiert und unsere Aufmerksamkeit bündelt, stärkt es unsere Fähigkeit, uns selbst im Blick zu haben und gute Selbstfürsorge zu betreiben.

Mit Daniel Kehlmann

Seine einzigartigen Bücher haben mir Welten eröffnet. Daniel zählt für mich zu den klügsten und originellsten Menschen, die mir in meinem Leben begegnet sind. Seit Jahren sind wir miteinander im Gespräch und vor allem bin ich seine staunende Zuhörerin.

P: Lieber Daniel. Zuerst muss ich Dir ein Geständnis machen. Ich war mal bei Dir zu Gast auf einer Dinner Party. Da passierte folgendes: Es war Zeit zu gehen. Mein Wintermantel hing in Deinem Arbeitszimmer. Ich ging hinein, um ihn zu holen und war für einen Moment allein.

Eine innere Stimme sagte: »Küss seinen Schreibtisch, Patricia. Dann wird die Muse zu Dir überspringen!« Gewöhnlich habe ich mich recht gut im Griff, aber in dem Moment nach zwei Gläsern Grünem Veltliner tat ich es tatsächlich. Ich küsste Deinen Schreibtisch und fühle mich auch jetzt noch Jahre später inspiriert. Wie ist das bei Dir? Woher holst Du Dir Deinen Feenstaub?

D: Das muss ich auch mal probieren, ob das Küssen von Schreibtischen von Schriftstellern funktioniert! Aber die echte Antwort darauf lautet, dass ich nicht wirklich weiß, wie dieser kreative Prozess funktioniert, denn so viel davon läuft ja nicht bewusst ab.

Wenn es gut geht beim Schreiben und übrigens auch bei einer besonders guten Yogastunde, erinnert man sich nachher nicht an Einzelheiten. Wenn diese Prozesse, die mit Präsenz des Bewusstseins zu tun haben, gelingen, dann ist das Bewusstsein sich selbst sozusagen durchsichtig, dann kommt man selbst in der Erfahrung nicht vor. Das ist kein ekstatischer Zustand, mehr eine offene Klarheit. Die Erfahrung von Inspiration kenne ich gar nicht. Ich weiß nur, dass es manchmal besser funktioniert, manchmal sehr gut und manchmal gar nicht. Aber je besser es funktioniert, desto weniger weiß man hinterher über die Details.

P: Wunderbar, ja, es ist eben nicht so, dass es »Pling«macht und dann wird alles gut, sondern es ist letztendlich einfach Arbeit, und mal passiert etwas, mal nicht. Das gilt ganz genauso für Yoga. Die Heilsversprechen, die da im Umlauf sind, lassen viele Leute glauben, man würde sich da hinsetzen und dann passiert etwas Großartiges. Ein anderes Mal hörte ich Dich sagen, dass Du Oberflächlichkeit keineswegs verachtest. Schließlich sei Oberflächlichkeit doch der Glanz der Welt. Dieser Satz hat mich entlastet. Nicht alles muss notgedrungen tiefgründig sein. Das Leben ist vielschichtig und verlangt nach Kontrasten. Warum brauchen wir die Leichtigkeit des Seins?

D: Ich weiß gar nicht mehr, wann ich das gesagt habe, ich glaub, da muss dann wohl ich es gewesen sein, der etwas viel Wein getrunken hatte.

P: Nein, das hast du auf der Bühne gesagt, als Du »F« vorgestellt hast!

D: Was könnte ich da gemeint haben? Vielleicht das: Es gibt diesen deutschen Mechanismus, immer Tiefe zu verlangen, ohne zu wissen, was genau das sein soll. Die angelsächsische Kultur kennt diese Rhetorik von Tiefe nicht, ohne dass ihre Produkte deshalb oberflächlicher wären. Meine Erfahrung als Schriftsteller ist, dass das Publikum wesentlich klüger ist und bereiter, sich auf komplexe Dinge einzulassen, als die Leute, die Kino und Fernsehen machen, ihnen zugestehen wollen. Man soll das machen, was man für richtig hält, und wenn man ehrlich und ernsthaft ist, dann wird es auch profund genug sein. Den Dingen eine schöne Oberfläche zu geben, ist in Wahrheit nicht einfach. Man muss ja nur einen Tischler fragen, wie schwer es ist, eine Oberfläche perfekt zu glätten.

P: Im Yoga geht es vor allem um Einung. Wenn wir etwa die Hände vor dem Herzen zusammenführen, dann ist das nicht einfach eine nette Geste, sondern der Versuch, all das, was unser Leben, auch in seiner ganzen Widersprüchlichkeit ausmacht, in uns zu vereinen. Durch dieses Ausjustieren der Gegensätze erzeugen wir Spannung. Und wenn wir »gespannt« sind, dann sind wir meist auch geistesgegenwärtig – also wach und entschlossen. Wie entsteht Deiner Meinung nach ein gutes Spannungsverhältnis und warum ist das nicht nur beim Schreiben oder beim Yoga wichtig?

D: Es hat mit Präsenz zu tun. Du weißt doch so viel mehr darüber als ich! Die ganz große Aufgabe, die man immer nur unvollständig erfüllt, ist die, präsent zu sein, gegenwärtig zu sein im Moment. Wenn man das wirklich erreichen könnte, länger als ein paar Sekunden, müsste man sonst gar nichts erreichen. Damit wäre eigentlich schon alles geleistet, worauf es im Leben ankommt. Aber aus irgendeinem Grund ist unser Bewusstsein so gemacht, dass uns das so unheimlich schwer fällt, wirklich präsent und aufmerksam zu sein. Wie Du sagst, hat diese Präsenz nicht bloß mit Entspannung zu tun, wie viele meinen, sondern damit, eine gewisse Grundspannung zu halten und auszuhalten. Als ich anfing, Yoga zu machen, war ich überrascht davon, dass man, abgesehen von der Schlussentspannung, eigentlich immer eine gewisse Spannung hält. Und ich dachte zuerst: »Wie soll man denn immer mit leichter Spannung dastehen? Das ist ja schrecklich!« Aber das ist gar nicht schrecklich, sondern das ist das Leben! Die vollkommene, die absolute Entspannung, tritt erst mit dem Tod ein.

P: Beim Schreiben entwirfst Du auch eine Art Spannungsbogen. Wie wird ein Stück oder ein Roman spannend?

D: Das ist eine sehr schwere Frage, weil es da viele Möglichkeiten gibt. Es hat mit Intensität zu tun. In »Mrs. Dalloway«von Virginia Woolf zum Beispiel passiert eigentlich gar nichts. Eine Frau geht durch die Stadt, und am Abend gibt sie eine Party bei sich zuhause, auf der auch nichts Besonderes passiert. Das Buch ist aber so intensiv, und man spürt die Intelligenz der Autorin so sehr in jedem Satz, dass es trotzdem keinen Moment langweilig wird. Spannung hat nicht unbedingt etwas mit der Geschichte zu tun. Die Regeln des Erzählens sind merkwürdig. Die Dinge, die in Erzählungen passieren, müssen immer ein bisschen weniger unwahrscheinlich sein als die Dinge, die uns im Leben zustoßen. Im Leben passieren ständig sehr unwahrscheinliche, verwirrende und unnötige Dinge. Eine Geschichte zu erzählen heißt nicht, sich zusätzlich unwahrscheinliche Dinge auszudenken, sondern es heißt, die Unwahrscheinlichkeit zu reduzieren, bis eine gewisse Folgerichtigkeit eintritt, die es im Leben kaum je gibt. Ich glaube tatsächlich, dass einer der Gründe, warum wir uns gerne etwas erzählen lassen, der ist, dass in der Erzählung alles Folgerichtigkeit und Sinn hat und es eine Bewegung gibt von einem Anfang über eine Mitte auf ein Ziel zu. Und das hat etwas sehr Befriedigendes, denn im wirklichen Leben ist es selten so.

P: Im Yoga schaffen wir Lehrer eine Atmosphäre, die es dem Teilnehmer ermöglicht, für sich die Welt hinter der Welt zu erschließen. Um eine bestimmte Atmosphäre zu erzeugen, braucht es u.a. auch eine klare Formvorgabe. Es ist also meiner Meinung nach nicht nur der Inhalt, der eine Rolle spielt, sondern auch der Rahmen, in den dann der Inhalt gebettet wird. Form und Inhalt greifen also im Idealfall harmonisch ineinander. Du schreibst ja nicht nur Romane, sondern auch Theaterstücke. Wenn eines Deiner Stücke aufgeführt wird, was empfindest Du, wenn Du die Inszenierung anschaust? Hast Du bei einer guten Inszenierung das Gefühl, dass die wesentlichen Aussagen Deines Textes durch die Aufführung erst so richtig herausgearbeitet werden?

D: Ja natürlich! Wenn ein wirklich Guter ein Stück von mir inszeniert und alle Schauspieler sind Weltklasse, das ist natürlich ein überwältigendes Erlebnis. Theaterstücke schreibe ich zu dem Zweck, dass andere inszenierend etwas aus ihnen machen, und wenn man das nicht will, dann sollte man gar nicht fürs Theater schreiben. Um das zu erleben, habe ich überhaupt angefangen, Theaterstücke zu machen.

P: Was in der Inszenierung entsteht, hat mit dem geschickten Einsatz äußerer Mittel zu tun, der Kunst der Schauspieler, mit der Beleuchtung, dem Raum, der Musik. Inszeniert man im Yoga ein Stunde so, kommt der Vorwurf, dass man sich wegbewegt vom Wesentlichen. Ich denke, das Gegenteil ist richtig: Wenn es ein gut komponiertes Zusammenspiel ist, enthüllt es das Wesentliche. Würdest Du das auch für Theater so sehen?

D: Das ist lustigerweise eine Frage, die es genauso auch in der Literatur gibt. Es gibt ja jede Menge Avantgarde-Schriftsteller, die den Geschichtenerzählern vorwerfen, sie betrieben eben nur Unterhaltung. Es ist aber mein Vertrauen und meine Hoffnung, dass Geschichten und deren Inszenierungen Wege sind, etwas Wesentliches über das Menschenleben zur Sprache zu bringen, das man anders nicht einfangen kann.

P: Die zuversichtliche Grundhaltung, die ich während meiner zehn Jahre in Amerika erleben durfte, schätze ich auch heute noch enorm. In Santa Monica war ich glücklich, trotzdem entschied ich mich, als es darauf ankam, für Berlin. Ich habe es nicht bereut.

Auf dem Weg in mein Yogastudio in den Rosenhöfen komme ich jedes Mal an den jüdischen Stolpersteinen in der Rosenthaler Str. vorbei und fühle mich daran erinnert, dass es in unser aller Verantwortung liegt, dass sich diese Vergangenheit niemals wiederholt.

Aber das ist nicht das einzige, woran ich dann denke. Mir wird noch etwas ganz anderes bewusst – nämlich, dass wir Deutschen durch die Ablehnung unserer eigenen Identität keinen festen Boden mehr unter den Füßen haben. Wir haben unser Rückgrat eingebüßt und sind konturlos geworden. Wir verneinen unsere eigene Kultur und importieren stattdessen lieber andere Kulturen. So gut und schön ich Multi-Kulti finde, so glaube ich doch, dass es auch wichtig ist, dass wir uns unserer eigenen Identität vergewissern.

Im Yoga geht es im Kern darum, zu sich zu finden. Wenn ich aber die Abkürzung nehme und meine, mich gleich mit der großen Weltseele verbinden zu müssen, dann laufe ich Gefahr, mich im Orbit zu verlieren. Wenn wir zu uns finden wollen, dann kommen wir meiner Meinung nach nicht umhin, uns zuvor mit der eigenen Identität auseinanderzusetzen und auch zu versöhnen.

Wie siehst Du das und hat die Tatsache, dass Du überwiegend in New York lebst, mit diesen Fragen zu tun?

D: Der Vergleich mit dem Yoga ist in dem Fall sehr gut und hilfreich. Zu lernen, sich selber anzunehmen, heißt natürlich nicht, sich grundsätzlich und immer großartig zu finden, im Gegenteil: Sich anzunehmen heißt ja gerade, die eigenen Schwächen und Peinlichkeiten zu sehen und nicht zu verdrängen. Auf der einen Seite braucht man Selbstbewusstsein, um zu schreiben, auf der anderen Seite ist ein starkes Bewusstsein davon, wieviel man an sich selbst nicht gut findet auch wichtig und sehr hilfreich. Wenn man sehen möchte, wie unendlich abstoßend, ja pathologisch es ist, wenn jemand alles an sich toll findet, muss man nur Donald Trump anschauen. Im Moment ist es leicht, sich in Amerika als Deutscher gut zu fühlen, weil in Zeiten von Trump plötzlich Deutschland das liberale, fortschrittliche, vernünftige Mekka geworden ist, auf das alle liberalen Amerikaner ihre Hoffnung projizieren. Natürlich macht das Spaß! Es wird einem ständig gratuliert dazu, dass man aus diesem *großartigen* Land kommt und dann sagt man: »Naja, das ist jetzt auch was Neues!« Mein neuer Roman, den ich gerade beende, spielt im 17. Jahrhundert während des dreißigjährigen Krieges. Insofern lebe ich zwar hier sehr in der politischen Gegenwart, aber die letzten Jahre, ich hab sie aber auch sehr intensiv innerlich in der ganz tiefen deutschen Vergangenheit verbracht.

P: Dann bekommen wir mal etwas von der Bewunderung zurück, die wir den Amerikanern auf so vielen Feldern zollen, im Fall der Literatur natürlich zurecht. Auch die schillerndsten Yogameister der Neuzeit sind Amerikaner. Ich sage nur: Happineskultur! *It's about how you feel and it's always amazing.*

D: Ja, richtig!

P: Bryan Kest, der Begründer des Power Yoga, sagt immer, wenn da hundert schöne Frauen vor ihm sitzen, mit sonorer Stimme: »Ladies, it's not about how you look, it's about how you feel!« Dabei fasst er sich dann ans Herz und sofort kommen den Frauen dann die Tränen. Aber als er das als Gastlehrer im Spirit Yoga Studio sagte:»Ladies, it´s not about how you look, it´s about how you feel!«, da passierte gar nichts. Betretene Stille! Und in diese Stille hinein sagte so eine ältere Frau mit hennagefärbten Haaren:«You know what, Bryan? It hasn't been how I look for a fucking long time. I just wanna get thru with my life.« Es zeigt so manchmal, dass sich eben auch die Kulturen nicht eins zu eins übertragen lassen.

D: Dieses ständige Positiv-Sein der Amerikaner ist nicht nur für uns anstrengend, auch für die Amerikaner selber. Aber es erscheint nur uns als Verlogenheit, eigentlich ist es nur eine Kulturtechnik, um in einem Land, in dem das Leben besonders hart und schwer ist, wo es kein soziales Netz gibt und wo die Leute eigentlich auch wenige Freunde haben, wo die Isolation viel größer ist und das Leben teurer und schwieriger, da ist es einfach eine Art, um sich das Zusammenleben ein bisschen erträglicher zu machen. Es ist jetzt eine sehr gute Zeit für europäische Schriftsteller und Leser, sich auf die Stärke und Größe der europäischen Literatur zu besinnen. In jeder Hinsicht führt das Debakel, das Amerika gerade erlebt, auch zu einer Aufwertung von Europa!

P: Auch wenn es immer mehr Männer gibt, die Yoga praktizieren, so ist es doch für viele noch fremdes Terrain. Wie ist das für Dich? Was gibt die Yogapraxis Dir?

DK: Ich war außer Form und hatte große Rückenprobleme, als ich anfing, und die sind durch Yoga verschwunden. Die Frage, ist Yoga sinnvoll für mich als Mann, hat sich mir nie gestellt, weil sofort vollkommen klar war, dass das extrem sinnvoll ist: Keine Rückenschmerzen mehr! Ich kenne viele Männer, die Yoga machen und begeistert davon sind. Dieses Gefühl für traditionelle Rollenverteilung, was macht man als Junge oder Mann, was nicht, das ist nicht mehr so ein Thema, und deshalb auch nicht in Bezug auf Yoga. Hier in New York ist das schon mal gar kein Thema. Das ist natürlich ein Fortschritt der Vernunft!

P: Und über das Körperliche hinaus, hast Du auch das Gefühl: Du kriegst den Kopf frei?

D: Ja, natürlich, das ist auch ganz wichtig, diese innere Klarheit und das Eins-Sein mit sich und mit der Welt, das man nach einer guten Yogastunde empfindet. Das ist durchaus vergleichbar mit dem Gefühl von Erleichterung und Eins-Sein, das man nach einigen sehr gelungenen Stunden des Schreibens hat. Beim Schreiben hat man die Resultate auf Papier, beim Yoga hat man das Resultat in sich selber. Beim Schreiben wie beim

Yoga hat das etwas mit dem Bewusstseinszustand zu tun, den man erreicht, und zwar auf eine ganz klare und nicht esoterische Weise. Dieses Eins-Sein mit sich und der Welt, das man nach einer gelungenen Yogastunde empfindet, ist etwas Großartiges, das noch lange darüber hinaus wirken kann.

Mit Tilmann Haberer

Das Buch »Gott 9.0« hat mir die Augen geöffnet. Was die Autoren Marion und Werner Tiki Küstenmacher und Tilmann Haberer in dem Buch über die Entwicklung der Kirche zum Ausdruck bringen, lässt sich gut auf Yoga übertragen. Sowohl die Kirche als auch der Yoga verlangen in der heutigen Zeit nach einer inhaltlichen und sprachlichen Übersetzung/Überarbeitung, um für unseren aufgeklärten Kulturkreis tatsächlich relevant sein zu können. Bevor ich »Gott 9.0« entdeckte, war ich drauf und dran, alles hinzuschmeißen. Durch die Lektüre konnte ich den Weg eines fortschrittlichen, aufgeklärten, aber trotzdem beseelten Spirit Yoga direkt vor mir sehen.

P: Wie erschließt man sich die Welt hinter der Welt? Es gibt eine Sehnsucht nach Höherem. Aber viele Menschen heute werden bitter, weil sie nichts finden, oder die Suche gar nicht erst beginnen.

T: Als in der Aufklärung klar wurde, dass die dogmatische Religion einfach vor der Vernunft nicht bestehen kann, haben die Aufklärer zum großen Teil die Religion als Ganzes verworfen. Die haben gesagt: »Das ist was Antiquiertes, das hat nichts mehr mit der Moderne zu tun«, und sie konnten nicht begreifen, dass die Religion oder die Spiritualität auch eine Entwicklungslinie ist, die sich über die vorfindliche blaue (mystische)

Form hinaus entwickeln kann. Und umgekehrt die Religionsprofis oder Sinnprofis haben an ihrem dogmatischen Weltbild und Bild von Religion festgehalten, weil sie befürchtet haben, wenn sie sich auf Kritik der Moderne einlassen, dann verlieren sie Gott ganz.

Die sind der gleichen Verwechslung erlegen. Und daran krankt unsere Gesellschaft bis heute.

P: Und erklärt das auch Ihrer Meinung nach, warum Menschen, die eigentlich einen christlichen Hintergrund haben, ihren Gott woanders suchen, im Hinduismus, im Buddhismus, oder anfangen Hare Krishna zu singen?

T: Das gilt für das Christentum und im Islam bei den Leuten, die ein postmodernes Bewusstsein entwickelt haben: Die eigene Tradition wird abgelehnt, weil sie als hoffnungslos antiquiert und dogmatisch oder sogar fundamentalistisch erlebt wird. Was bleibt, ist eine Leerstelle. Die Folge ist, dass in fremden Traditionen, die weniger korrumpiert erscheinen, nach dem verlorenen metaphysischen Obdach gesucht wird.

P: Ich würde sagen, ich bin auch so ... mir bleibt das Hare Krishna im Hals stecken, weil ich das dann doch als Verrat an meiner christlichen Herkunft empfinde. Am Sonntag zwischen alten Menschen in der Kirche zu sitzen und mir einen Pfarrer anzuhören, der mit pastoraler weihevoller Stimme spricht und eben nicht wie wir beide jetzt sprechen, das ist es aber auch nicht, was ich suche. In meinem Herzen erreicht mich das nicht. Warum ist das so? Es kann doch nicht so verdammt schwer sein, gut zu predigen?

T: Ehrlich gesagt ist das auch für mich ein weitgehend ungelöstes Dilemma bisher. Ich mache immer wieder die Erfahrung, wenn ich mit anderen Pfarrern über unser Buch »Gott 9.0« spreche. Die eine Hälfte verschließt sich unseren Thesen, weil sie auf dem Standpunkt steht, wir leben zwar in der Gegenwart, bleiben aber, was Religion angeht, lieber in der Vor-Moderne. Das denken sie nicht so explizit, aber ihre Agenda ist das schon.

Andere, die selber mit diesen veralteten Inhalten und Formen nichts mehr anfangen können, meinen aber, »der Gemeinde« – das muss man jetzt in Anführungszeichen hören- »*der Gemeinde*« könne man das nicht zumuten. Es gibt nach meiner Beobachtung nur ganz wenige, die es wirklich schaffen, die eigene Kritik an den überkommenen Formen in neue Formen zu kleiden und das dann auch wirklich in ihrer Gemeinde lebendig werden zu lassen.

P: Mir geht es im Yoga ganz genauso, ich sehe es als meine Lebensaufgabe, diese Form für mich zu finden. Ich finde es aber verblüffend, dass um uns herum eher an der Tradition festgehalten wird, ob das Alte für unsere Zeit noch relevant ist oder nicht. Ich finde es verblüffend, dass der Kreis von Menschen, die eine zeitgemäße Aufbereitung religiöser Sachverhalte versuchen, nicht größer ist, denn eigentlich liegt das doch nahe.

T: Das finde ich auch verblüffend. Jeder, der als Pfarrer arbeitet, hat Theologie studiert, ein Fach, in dem mit modernen wissenschaftlichen/literaturwissenschaftlichen Methoden gearbeitet wird. Und dann gehen die Absolventen in die Gemeinden und haben das scheinbar alles vergessen.

Darum gibt es Leute, die jeden Sonntag in den Gottesdienst gehen, aber wenn man ihnen sagt, dass es beim Glauben nicht darum geht, den Text der Bibel für wahr zu halten, sondern, dass es um eine Haltung zum Leben geht, darum, dass man aus einem Vertrauen heraus lebt, dann scheinen sie so etwas noch nie gehört zu haben. Was ist da los?

P: Ich glaube, viele Menschen machen Yoga, weil sie über die leibliche Erfahrung dieses Getragensein erleben, diesen Zugang zu der Welt hinter der Welt. Durch die eigene Erfahrung wird, ohne dass sie drüber sprechen müssen, tatsächlich diese Anbindung spürbar.

Es ist eine Vorahnung einer mystischen Erfahrung. Könnten wir eine Annäherung an die Religion wiederfinden, wenn Gott im Herzen oder über den Leib erfahrbar wird?

T: Das denke ich auf jeden Fall, und das ist eine Hoffnung. Vielleicht muss das eine Zeitlang noch im Unbenannten, im Anonymen, im Verborgenen bleiben, weil Religion und Spiritualität so einen schlechten Leumund haben, und wenn wir jetzt schon den Finger drauf legen und sagen: »Schau an, DA bist du jetzt aber spirituell und DA hast Du doch jetzt plötzlich einen Zugang zu den Quellen der Religiosität!« würden viele das leugnen und ablehnen.

P: Ein Begriff wie Spiritualität driftet schnell in etwas Esoterisches, Wunschdenkenhaftes ab. Aber wie gehen wir dann – Sie und ich- mit diesem Ringen um, wenn man diese Sehnsucht danach hat, Worte zu finden, diesem Spirit näher zu kommen, wenn wir ihn durch diesen aktuellen sprachlichen Missbrauch nur umkreisen können? Das ist ja in gewisser Weise ein Dilemma.

T: Dietrich Bonhoeffer hat in seinen letzten Briefen aus dem Gefängnis 1944/45 geschrieben, man müsse davon schweigen, nach außen zumindest. Er sagt so ungefähr – »Unter uns können wir in diesen Begriffen reden, wir können von Gott und Religion und Glaube und sonstwas reden, aber lasst uns nach draußen mal den Mund halten. Einfach handeln.« Übertragen auf Ihre Frage würde das heißen, mit deutenden Worten müsste man sehr zurückhaltend sein und vor allem den mit Spa, Räucherstäbchen

und Massage verbundenen Begriff der Spiritualität meiden.

P: Es gibt so viele intellektuelle Gutmenschen,
die sagen, wir müssen alle vegan leben und die
Welt retten und die Wale in Alaska im Besonderen. Das ist so veräußerlicht, dass man als
ernsthafter Suchender leisere Töne anschlagen
möchte und der Weg nach innen geht.

T: Es könnte eine Versuchung sein, wenn jemand
zu so einer Haltung gelangt ist, sich dann zu
freuen und zu sagen: »Siehst Du und jetzt bist
Du da, wo ich bin! »Jetzt bist Du religiös, jetzt
bist Du spirituell, jetzt hast Du´s begriffen!« Das
wird die Person natürlich von sich weisen.

P: Meine große Sehnsucht ist eigentlich eine
Wieder-Hinwendung zum Christentum. Mein
großer Wunsch wäre, eben Yoga mit den Wurzeln unserer christlichen Glaubenstradition zu
verbinden. So attraktiv diese Indiennostalgie
ästhetisch ist, es kann nicht die Lösung sein,
dass wir uns einfach in einen anderen Kulturkreis beamen und glauben, die exotischere sei
die bessere Religion. Osho-Schüttelmeditation
mitzumachen ist doch eine eigenartige Idee,
die auf der Meinung beruht, sich fremde Dinge
umstandslos aneignen zu können. Das ist etwas
naiv und kritiklos. Gegenüber den eigenen Traditionen ist man umso kritischer. Es wäre mein
Lebenstraum, den Weg zu einer Versöhnung mit

den eigenen religiösen Traditionen zu ebnen. Wie beurteilen Sie die Chancen dafür? Wie, glauben Sie, wäre eine Annäherung für Menschen wieder möglich, die postmodern, freigeistig, aufgeklärt und cool sind, aber trotzdem eine große Sehnsucht in sich tragen?

T: Ich bin skeptisch, dass das mit der real existierenden Kirche möglich ist. Über die Person Jesus Christus finden Menschen vielleicht eher Zugang. Wenn zum Beispiel aus dem Thomas-Evangelium zitiert wird, in dem viele Jesus zugeschriebene Sätze stehen, fühlen sich Menschen davon eher angesprochen. Eigentlich sind diese Aussagen nicht so verschieden von anderen Bibeltexten, lassen aber die mystischen Dimensionen stärker hervortreten.

P: Üben diese Anziehungskraft auch – in anderer Form natürlich – die wichtigsten Frauenfiguren des Christentums aus?

T: In der Kirchengeschichte gibt es viele interessante Frauenfiguren. Teresa von Avila und Hildegard von Bingen sind berühmte Beispiele, etwas weniger prominent vielleicht Juliana von Norwich, das sind herausragende Personen, die vom Mittelalter an mystische Frauenbewegungen begründen. Das spricht bis heute viele an. Bereits in der Bibel wird erzählt von den Frauen, die Jesus begleitet haben. Mit der Wiederentdeckung der Mystik in den letzten Jahren sind diese Frauen neu ins Zentrum der Aufmerksamkeit gerückt. Aber auch wichtige männliche Mystiker wurden populär, Teresa etwa ist nicht zu verstehen ohne Johannes vom Kreuz – und Meister Eckart oder Nikolaus von Kues spielen auch eine große Rolle.

P: Vielleicht ist das Mystische überhaupt eine Möglichkeit, Zugang zum Glauben zu erlangen.

T: Das glaube ich auf jeden Fall. Die Hoffnung ist, dass die Menschen von dieser mystischen Dimension aus weitergehen. Wenn sie dann die Bibel lesen, finden sie Anknüpfungspunkte. Das Johannes-Evangelium oder etwa die Paulus-Briefe sind voll von Geschichten mystischer Erlebnisse.

Mit Rebekka Reinhard

Auf der Suche nach zeitgenössischer Philosophie, die
mir helfen könnte, den Yoga mit unserer westlichen
Kultur zu verbinden, stieß ich auf Dr. Reinhard. Ihre
Bücher »Die Sinndiät« und »Schön« haben mich sehr
beeinflusst. Sie selbst ist bewundernswert, charakter-
stark, reflektiert – und eine Schönheit. Inspirierend!

P: Zum Yoga kommen viele Menschen in mittleren Jahren. Wenn ihnen ihre Endlichkeit bewusst wird, fangen sie an, etwas für sich zu tun.
So groß ist der Leidensdruck nicht, aber es beruhigt das Gewissen, zu einer starken Persönlichkeit in den Unterricht zu gehen, aber letztendlich
ändert sich nichts. Kennen Sie das auch? Dass
Leute sich von Ihnen beraten lassen und trotzdem keine Veränderungen passieren?

R: Jeder, der in irgendeiner Weise als Berater
oder Experte Menschen helfend gegenübersteht,
kennt diese Erfahrung. Ich denke, es hängt zusammen mit der Zeit, in der wir leben, mit der
Anspruchs- und Konsumhaltung, mit der wir
durchs Leben gehen. Der jeweilige Fachmann
soll es dann richten. Wir haben ein diffuses Gefühl, irgendwas stimmt nicht in unserem Leben
und wollen etwas tun. Aber es soll bitte nicht zu
unbequem werden! Auch wenn das Leben in der
Komfortzone sich nicht immer gut anfühlt, aber
sie ist das, was wir kennen, und die Macht der

Gewohnheit ist nicht zu unterschätzen. Wir delegieren die Frage nach Veränderung an die Experten, an die Yogalehrerin, an die Philosophin. Das ist ein typisches Symptom unserer Zeit. Letzen Endes, denke ich, uns geht es einfach zu gut.

P: Glauben Sie, das hat auch mit einem bestimmten Bildungsgrad zu tun? Es entsteht Stress, es reicht nicht, gut auszusehen und gut drauf zu sein, es muss auch Sozialkompetenz unter Beweis gestellt werden.

R: Genau. Warum wollen wir uns permanent selbst optimieren? Warum vergleichen wir ständig unseren Status mit dem der anderen? Yoga wird ja auch als Distinktionsmerkmal benutzt. Im Unterschied zu Philosophie ist Yoga außerdem ein riesiger Markt, Yogamatten, Yogamode usw. Das kaufe ich und zeige so meine Orientierung, z.B. nach außen hin. Bloß heißt das noch lange nicht, dass ich diese Orientierung innerlich gefunden habe. Der Philosophiemarkt ist noch nicht so professionalisiert. Wir produzieren (noch) keine Sokrates T-Shirts.

P: Die Kommerzialisierung im Yoga hat wirklich einen kritischen Punkt erreicht. Es werden nicht nur Waren, sondern auch Inhalte konsumiert. Dadurch wird es inflationär. Es geht nur noch darum, sich selbst möglichst viel und möglichst Unterschiedliches einzuverleiben. Man verliert eher die Orientierung, als sie zu gewinnen.

R: Das glaube ich absolut. Ich denke aber, dass es einen Unterschied gibt, zwischen Ihrer Erfahrung im Yoga und meiner Erfahrung in der Philosophie. Beim Yoga geht es um die Suche nach Intensität, ob das nun eine bestimmte transzendente Erfahrung ist, in einem bestimmten meditativen Moment, oder ob es das Gefühl der Zugehörigkeit ist. Anders bei der Philosophie. Derjenige, der freiwillig zum Philosophen kommt und für ein Gespräch zahlt, der weiß eigentlich zumindest intuitiv schon, es ist kein Spaß, die Gratifikation, die ersten Erfolgserlebnisse stellen sich mitunter nicht so schnell ein. Philosophieren ist anstrengend. Im Yoga komme ich sehr schnell in ein Erleben hinein. In der Philosophie geht es erst einmal darum, neu und vor allem: selbst denken zu lernen, denken ohne Sicherheitsnetz. Insofern ist die Motivation eine andere und das Tempo, in dem sich Erfolge einstellen, auch.

P: Es könnte gut Hand in Hand gehen. Wenn man sich nach einer Yogastunde lebendig und einfach nur klar fühlt, ist das die beste Voraussetzung, um in ein gutes Gespräch mit sich selber zu gehen. Es braucht die Verbindung von körperlicher Verankerung und Denken.

R: Ja, absolut. Mein Begriff von Philosophie geht auf die griechische Antike und die griechische Lebenskunstphilosophie zurück. Das ist tatsächlich ein technischer Begriff: Lebenskunstphilosophie (griech. téchne tou bíou). Das Leben galt für die Stoiker, und auch für die Epikureer, als eine Rohmasse, die ich schön gestalten kann, auch im ethischen Sinn. Für diese Tradition war es immer wichtig, Körperliches, Seelisches und Geistiges zu verbinden. Das Leben ist eine Übung, sagen die Stoiker. Das griechische Wort dafür ist Askesis. In allen großen lebenskunstphilosophischen und spirituellen Lehren und auch beim Yoga geht es um das Üben. Es ist Ihre und meine Aufgabe in unseren jeweiligen Bereichen, die Menschen dahingehend darin zu inspirieren und zu beraten. Dazu gehört es, demütig zu sein, wegzugehen von der Nabelschau, wegzugehen vom Vergleich mit anderen, Haltung zu zeigen und mit voller Konsequenz jetzt dieses demütige Üben sich zur zweiten Natur werden zu lassen. Dann kommen das Glück, die Erleuchtung, die innere Ruhe und die innere Zufriedenheit ganz von selbst. Das ist meine Erfahrung.

P: Ich habe das Gefühl, um wirklich zu sich zu finden und authentisch als Europäer leben zu können, müssen wir uns mit der eigenen Kultur auseinandersetzen. Bei allem Universellen gibt es doch auch etwas, das vor der eigenen Haustür liegt, das integriert werden will. Teilen Sie das? Warum ist die Sehnsucht so groß, nach dem Osten, nach dem Unbekannten, wenn es doch auch große Denker bei uns gibt?

R: Gute Frage. Ich denke, es ist auch Teil meiner Aufgabe, den Leuten unsere eigenen kulturellen Wurzeln nahezubringen. Ich denke, dass die Sehnsucht nach dem Exotischen auch damit zusammenhängt, dass es sich, wie beim Yoga, um bis heute lebendige Traditionen handelt. Der Stoizismus sagt den Leuten eben auch deswegen heute nicht besonders mehr viel mehr, weil man die Texte oft erst aus der Bibliothek beschaffen muss. Hat man sie dann endlich in der Hand, ist die Lektüre oft nicht ganz einfach. Das passt natürlich nicht in eine Zeit, in der alles immer schnell gehen muss.

P: So ist Yoga gesellschaftsfähig geworden. Inzwischen gibt es viele, ganz normale, bodenständige Menschen, die es wegen ihrer Rückenschmerzen ausprobieren. Mit Shanti Om haben sie nichts zu tun und mit der Philosophie, aber wenn das dem Rücken gut tut, dann sind sie zufrieden. Ergebnisse der Hirnforschung bestätigen positive Resultate und so wird Yoga zu einer Art Kieser Training. Die beseelte Atmosphäre bleibt außen vor. Wir brauchen aber ein Yoga, das beides enthält, körperliche Gesundung und mentale Stärkung, Flow und Spirit. Hirnforschung und dennoch den Zauber, der uns schweben lässt in der End-Entspannung. Wie operiert die Philosophie mit den Gegensätzen Wissenschaft und Spiritualität? Immer alles logisch erklärt haben zu wollen, tötet den Zauber, der unserem Leben ja auch innewohnt, ein Stück ab. **161**

R: Geistesgeschichtlich sind da die Aufklärung zu nennen, Immanuel Kant und die Französische Revolution. Das wissenschaftliche Denken ist immer stärker in den Vordergrund gerückt, und die Vernunft wurde quasi in den Götterstand erhoben. Letztendlich hat der Logos den Mythos abgelöst. Wir merken aber jetzt, wie Sie es so schön gesagt haben, dass wir beides brauchen. Dass das Leben eben paradox ist. Die einzige Art, mit den Herausforderungen von Globalisierung, Digitalisierung usw. umzugehen, besteht in paradoxen Herangehensweisen. Ich brauche den kühlen Verstand, die kühle Vernunft, die kühle Wissenschaft, aber ohne dass ich auf mein Herz höre, auf die Seele, kann das alles nicht gut gehen. Wie können wir den Sinn für das Paradoxe wiedergewinnen? Einer meiner Lieblingsautoren ist der englische Romantik-Dichter John Keats. Von ihm stammt der Begriff »negative capability«. Laut Keats braucht der Künstler, der Dichter, die Fähigkeit, im Ungewissen zu verbleiben. Ohne gleich zu fragen, was die Konsequenzen meiner Handlung sind. Es geht darum, einfach mal auszuhalten, dass ich als Mensch nur eine bestimmte Perspektive auf die Welt und die Dinge haben kann. Dass es eine Welt voller Zufälle und Kontingenzen ist! Das wieder zu lernen, das fände ich eben wichtig. Den Sinn für das Paradoxe, die Fähigkeit, im Ungewissen zu verbleiben. Dafür brauchen wir aber auch ein anderes Zeitempfinden. Die Beschleunigungsspirale, in die wir uns selbst oder die Gesellschaft uns hineinmanövriert hat, lässt uns ja nicht mal mehr Zeit zum Atmen. Das merken wir besonders in den existentiellen Erfahrungen von Geburt, Liebe und Tod. So traurig es sich anhört, oft sind das die einzigen Erlebnisse, die uns heute wirklich zum Innehalten bringen, wo wir wirklich ein »learning« erfahren, um es mal zynisch auszudrücken, wirklich verstehen, worum es im Leben geht.

Es ist schrecklich, wenn mein Geliebter, meine Geliebte stirbt, aber das ist nicht nur schrecklich, darin steckt auch etwas anderes. Etwas Sinnhaftes, das mich als Mensch reifen lässt.

P: Während solcher extremer Erlebnisse verändert sich unser Zeitgefühl. Man kann im Yoga oft beobachten, dass Lehrer versuchen zu entschleunigen, aber das ist oft eine oberflächliche Weltflucht, ein »Wir-beruhigen-uns-mal-kurz«. Wie könnte man das wirklich herbeiführen?

R: Indem man den Stoikern folgt. Das Leben ist eine Übung! Wenn ich im Bewusstsein des Übens lebe, habe ich ein völlig anderes Zeitbewusstsein, als wenn ich sage, ich muss noch dies und jenes machen, dann kann ich mich endlich zurücklehnen. Denn als Übender muss ich gar nicht perfekt sein, denn es ist ja ein Prozess. Die Frage ist, was ist denn nun sinnvoll zu üben, um dieses andere Zeitempfinden zu kriegen. Die Antwort heißt Einsamkeit. Und Alleinsein! Erst einmal die Beziehung mit mir selbst in der Stille, ohne Musik auszuhalten. Auf meine eigenen Gedanken hören, die dann kommen, darauf, was die Seele zu mir sagt. Das soll man üben, das kostet nicht viel Zeit. Dann kann ich auch all meine anderen Beziehungen, zu meiner Familie und meinen Kollegen, besser gestalten. Indem ich mich in diesem Moment einlasse auf das Gespräch, den Dialog oder das gemeinsame Schweigen. Dann kann ich wiederum mit Liebe, Geburt und Tod anders umgehen. Dann werde ich all diese existentiellen Erlebnisse anders erfahren, und ich glaube, darum geht es beim Menschsein. Dass man sich klar macht, Zeit ist immer Lebenszeit!

Mit Tino Seghal und Wiebke Huester

2015 sah ich Tino Seghals Werkschau im Berliner Martin-Gropius-Bau und war begeistert. Seine Werke sind immateriell, aber sie sind so stark, dass sie für immer in Erinnerung bleiben. Er predigt nicht, er belehrt nicht, und doch gelingt es ihm, durch seine Konsequenz und seine Klarheit, intensive Begegnungen zu erzeugen.

Die Formvorgaben, die er macht, um Menschen bestimmte Kunsterfahrungen zu ermöglichen, interessieren mich besonders. Ähnliche Prozesse nutze ich in meinem Unterricht.

Wiebke Huester ist Tanzkritikerin und Yogalehrerin.

P: Als ich mir 2015 Deine Werkschau hier im Martin-Gropius-Bau angeschaut habe, da hatte ich das Gefühl, einerseits stellst Du klare Regeln auf und machst genaue Formvorgaben, andererseits entsteht etwas ganz Freigeistiges, und Du schreibst den Besuchern, die sich unter Deine Künstler mischen, nicht vor, was sie zu fühlen oder zu denken haben.

T: Die Regeln eines Spiels sind ja immer sehr klar, gerade deswegen können sich Spieler dann innerhalb eines solchen Spiels entfalten. Man denke an den Charakter von Fußballspielern, der gerade dadurch zutage tritt, dass alle im gleichen Regelwerk operieren, aber eben auf sehr unterschiedliche, also eigene, charakterspezifische Weise. In Spielen herrscht eine große Offenheit, im Grunde wie in einer Sprache, die zwar festgelegt ist, aber natürlich unendlich viele Ausdrucksmöglichkeiten bietet. Darüber hinaus ist das Spielerische vielleicht eine ganz wichtige Beschreibung von einem guten Leben oder einem spirituellen Leben, eben Sachen spielerisch angehen zu können. Sogar auf diesen Planeten zu kommen, ist vielleicht überhaupt ein Spiel. Von daher gibt es da vielleicht eine Verbindung. Auch im Spirituellen geht es darum, eine klare Haltung zu haben und trotzdem offen zu sein. Denn wenn Du klar bist, aber damit rigide, ist das wohl nicht eine allzu hohe energetische Frequenz. Aber wenn Du nur offen bist, sozusagen ohne Wirbelsäule, ohne klare Ausrichtung, dann wirst Du orientierungslos. Die Verbindung von Klarheit, Ausrichtung und Offenheit ist, denke ich, essentiell fürs gute Leben.

P: Ich unterrichte Yoga, weil ich die »Sache« nach vorne bringen möchte. Es gibt so viel Yoga da draußen, das entweder auf Wellness hinausläuft, oder zu sehr in der Tradition verhaftet ist. Entweder Yoga im Bikini auf dem Surfbrett im Kopfstand, oder Festhalten an ganz Altem. Warum habe ich das Gefühl, ich müsste mich rechtfertigen, weil mein Weg ein klarer, spiritueller und körperlicher ist, ein moderner, aber mit Seele?

T: Das weiß ich natürlich nicht. Aber dieses Rekurrieren auf das Alte, Traditionelle, oder besser gesagt eine Fiktion von Tradition, hat so etwas dogmatisch Rigides. Und das mit dem Surfbrett im Handstand im Bikini ist dieses säkularistische Orientierungslose.

Ich selber mache ja kein Yoga. Aber was wir unter Yoga verstehen, sind zumeist körperliche Übungen, postures. Das ist natürlich eine materialistische Perspektive.

P: Du arbeitest doch aber auch mit Körper. Das ist Dir doch sicher nicht fremd, dieser Übergang von Materialität zur Spiritualität. Das ist ja gerade der Punkt.

T: Heinrich Zimmer, ein Indologe, hat in diesem Zusammenhang interessante Bücher geschrieben in den zwanziger Jahren, darin geht es zum Beispiel auch um Yantras, rituelle Diagramme. Ein Kunstwerk ist nicht an und für sich interessant, sondern es ist ein Mittel zum Zweck, nämlich um Deine eigene meditative Praxis zu befördern. Das ist, glaube ich das, was Du meinst. Es geht weder darum, Yoga kultisch zu vererben, dass es so ist, wie es vor 2.000 Jahren war, noch geht es darum, es als materialistische, hedonistische Körper-Fitness-Sache zu feiern. Sondern es ist ein Mittel, es hilft Dir, in einen meditativen Raum zu kommen.

P: Es ist wichtig, dahin zu gelangen, mein mehr oder weniger nichtiges Leben aus einer größeren Perspektive zu betrachten und zu erkennen, es ist trivial. Mein Yogaunterricht hat auch einen gewissen Inszenierungsaspekt, der damit zusammenhängt, dass es auch eine klare Formvorgabe braucht, um dem Wesentlichen auf die Spur zu kommen. Schon die Art und Weise, wie ein Raum betreten wird, wie die Vorhänge zugemacht werden, wann welche Musik gespielt wird, ist wirkungsvoll, um Menschen in diese »Welt hinter der Welt« führen zu können. Für mich ist das ein lebenslanger Prozess, mich darin zu vervollkommnen. Geht es Dir in Deiner künstlerischen Arbeit nicht auch um diese Erfahrung? Glaubst Du, dass man mit äußeren Mitteln das Wesentliche erschließen kann?

T: Das ist eine gute, aber schwierige Frage. Ich denke schon, man stellt ja eine bestimmte Energie im Raum her. Materie ist ja auch Energie, und wie Du die Vorhänge schließt, damit erzeugst Du auch eine bestimmte Klarheit, die Atmosphäre eines Raumes, für den gesorgt wurde. Diese Sorgfalt, diese Zärtlichkeit, mit der Du den Raum gestaltest, wohnt dann dem Raum inne. Das kann dann jeder empfinden, der ihn betritt.

P: Ja, jetzt sehe ich Parallelen zwischen Deinen Kunst-Räumen und meinen Yoga-Räumen.

T: Wenn Du in einen Raum kommst, in den »care« hineingegeben wurde, dann spürst Du eben das. Dann bist Du direkt in einer »care- Energie« drin.

Ich würde mich nicht als Experten beschreiben, aber ich denke, dass gerade Musik – da das Universum aus Wellen besteht, aus Informationen – die künstlerische Ausdrucksform ist, die am nächsten an dieser universellen Energie, der Spiritualität, dran ist, und auf die Chakren wirkt. Ich glaube, deshalb wird in der Kirche oder in jedem Ritual mit Musik oder Rhythmus gearbeitet. Aber auch mit materielleren Dingen, wie eben Raumgestaltung, oder Tanz.

W: Du nutzt das Wort Chakren fast beiläufig. Bist Du aufgrund Deiner kulturellen Herkunft damit in Berührung gekommen?

T: Nein, mein Vater ist zwar Inder, aber mir wurde nichts in dieser Hinsicht mitgegeben. Der Begriff ist mir dennoch geläufig.

W: Ist das ein Modell, das Dir hilft, die eigenen Energien besser zu verstehen oder zu lenken? Was spielt für Dich der Begriff für eine Rolle in Deinem künstlerischen Denken? Braucht man Glauben, um mit dieser Vorstellung zu arbeiten? Glaubst Du an Chakren?

T: Es gibt doch unterschiedliche Energien, die wir leben. Höhere Energien, die sublimierter sind, materiellere, sexuelle Energien, und man kann die Vorstellung benutzen, diese Energien hätten in unterschiedlichen Teilen des Körpers unterschiedliche Resonanzen. Jetzt kann man sagen, man glaubt daran. Das Wort Glauben ist ein säkularistisches Wort. Einem Indianer im Amazonas kann man nichts von Glauben erzählen. Das ist einfach seine Welt. Sagt man Glauben, dann ist man ja schon Säkularist. Solche Sachen beschäftigen mich. Kunsttheorie oder Philosophie finde ich sehr limitiert.

W: Der Ausgangspunkt für das Gespräch war, dass wir nach geistigen und spirituellen Verbindungen zwischen dem, was Patricia mit Spirit Yoga meint und lehrt, und Deiner Kunst suchten. Was ist der Konsens zwischen Euch?

T: Begriffe wie Kunst oder Ästhetik finde ich problematisch, denn sie sind sozusagen »prähistorisch« nach einem bestimmten Modell geprägt, wie übrigens auch dieser Yoga-Boom. Man kann das Hedonistische verbrämen, und das hast Du ja auch mit befördert. Aber man könnte auch sagen, dass in diesem Yoga-Boom der Anfang vom Ende der weltlichen Epoche liegt. Leute gehen ins Yoga um des Körpers willen und nicht, um eine spirituelle Anbindung zu finden, in Wirklichkeit machen sie beides, ohne dass es ihnen unbedingt gleich bewusst wird. Man darf ja als Gläubiger des Säkularismus, gar nichts anderes als Weltliches glauben. Und dann sage ich, ich mache Yoga für meinen Körper, aber vielleicht tut es mir eben doch ganzheitlich gut.

P: Man würde sich das auf die Dauer nicht vier Mal die Woche antun, wenn es nur für den Körper wäre, denn um allein den Körper zu stählen, gibt es effizientere Mittel und Wege.

T: Genau, aber das kann auch nur so ein Vorwand sein. Es gibt eine Diskrepanz zwischen dem, was die Leute bereit sind zu sagen und dem, was sie dann wirklich tun. Dass es Umfrage-Ergebnisse gibt, von denen die Wahlergebnisse kurz darauf vollkommen abweichen, etwa bei Brexit und bei Trump, beweist, dass die Leute nicht bereit sind zuzugeben, wenn sie rechts sind. So ähnlich verhält es sich mit dem Säkularismus. Vielleicht bin ich nicht bereit zu sagen, ich bewege mich raus aus dem Säkularismus, aber es zu vollziehen quasi unter dem Deckmäntelchen des Yoga, das ist dann schon ok. Das ist ja auch immer komplexer, man wird ja auch fit vom Yoga. Du bist ja auch total fit.

P: Ja, ich glaube, das ist der Weg, zu versuchen, sich am anderen Ende der Postmoderne herauszuwinden. Warum denkst Du, gibt es so eine wachsende Szene von metrosexuellen Jutesackträgern, á la »Wir verbessern die Welt mit unserem achtsamen Lebensstil und unserem großen Sendebewusstsein«. Dieses »Extrem-gut-Verhalten« ist eigentlich schlimmer als früher die soziale Kontrolle in der Kirche. Heute fühlt man sich schon schlecht, wenn man bloß Kakao trinkt.

T: Das Interessante am Leben ist doch, dass die höheren Energien und die niederen Energien immer so vermischt auftreten. Wir leben nun mal in dieser Welt und haben unsere Issues und unsere dunklen Seiten. Was mich fasziniert ist, wie die Sachen so zusammenfließen. Aber es geht trotzdem auch um eine Ethik, darum, anderen Leuten nicht zu schaden.

P: Es gibt auch Parallelen zwischen unseren Welten hinsichtlich des Verhältnisses zum Geld, denke ich. Ich sage mir immer, natürlich hat meine Arbeit ihren Preis. Wie bleibt das in einem stimmigen Verhältnis, was brauche ich, um Wertschätzung zu erfahren, wo werde ich, wenn ich mich zu immer teureren Star-Honoraren buchen lasse, zur »Yogahure«. Wie handhabst Du das Verhältnis von Arbeit und Geld in Deinem Leben?

T: Der Begriff der Wertschätzung ist der Dreh- und Angelpunkt. Es ist einfach und kompliziert zugleich. Ideelle und finanzielle Wertschätzung sind mir wichtig. Würde ich jetzt eine Arbeit machen, an die ich nicht wirklich glaube, die sich nicht aus innerer Notwendigkeit speist, weil ich ganz pragmatisch – oder auch zynisch sage, damit komme ich schon durch, und dann habe ich die Kinder gut finanziert? Das wäre eine Arbeit ohne »care«. Das ist im Grunde Gier, eine Energie, die nicht wirklich schätzenswert ist. Das mache ich nicht.

P: Du hast jetzt ein paar Mal »Care« gesagt. Das könnte für uns beide auch ein verbindendes Element sein.

T: »Care«, das bedeutet für mich eine feinere Art von Schwingungen. Ich finde das angenehmer, in so einer Schwingung drin zu sein, und das gilt auch für Räume oder für Wohnungen. Alle Elemente einer Lebenssituation wirklich gut und mit Sorge, mit »care« zu gestalten, das ist nicht einfach, aber das ist mir wichtig.

P: Gerade mit Kindern ist das ja ein 24/7 Projekt, mit care, erfordert enorm viel Einsatz – und sobald man sich umdreht, ist die nächste Baustelle da.

T: Du hast neulich von den Selbstoptimierern gesprochen, und dass sie sich selbst so viel antun. Ist das wirklich nur schlecht? Dass Leute an sich selbst arbeiten wollen, sich selbst optimieren? Ja, einerseits steckt da die Leistungsgesellschaft drin, aber es steckt ja auch so ein Blick auf sich selbst, so eine Arbeit an sich drin.

P: Ich sehe es kritisch ab dem Punkt, wo ich mich selbst optimiere, damit ich mich besser vermarkten kann, wo ich mich bis zum Umfallen verfügbar mache. In unserer Zeit reicht es eben nicht mehr, gebildet zu sein und gut auszusehen, sondern jetzt muss man auch noch über eine hohe Sozialkompetenz und beste Gesundheit verfügen. Nur wenn du irgendwie in allen Bereichen 100% hast, dann bist du irgendwie vermarktbar.

T: Ich glaube, das Entscheidende ist, was Du vorher gesagt hast, dass man halt auch so eine Distanz hinkriegt. Wie hast Du gesagt? So eine gesunde Haltung ...

P: Einen gesunden Abstand!

T: Die Haltung ist das Problem, aber an sich zu arbeiten, an seinem Körper zu arbeiten, an seiner Sozialkompetenz, an seinen sonstigen Fähigkeit zu arbeiten, ist ja nicht schlecht.

W: Wir haben uns die Frage nach dem Prozessualen an Deiner Kunst gestellt. Ermöglicht das eine Erfahrung, die wir auch im Yoga machen können, zu denken, zu fühlen, dass wir vergänglich sind und zu wissen, dass wir uns mit dem Tod auseinandersetzen müssen?
Spielt das in Deiner Arbeit eine Rolle? Erfahrungen zu schaffen, in denen man sich vergewissern kann, dass man am Leben ist, dass man existiert.

T: Mir fällt es schwer zu sagen, ich hätte da diese oder jene Absicht. Was für eine Erfahrung meine Arbeit den Leuten ermöglicht, ist mir gar nicht so klar, weil ich einen ganz anderen Bezug dazu habe.

Ich sehe nur, wer das gerade macht, auf welchem Probenniveau sie sind, was sie gerade gut oder nicht so gut machen. Dass die Tür quietscht. Den Blick von außen, den habe ich nicht so ganz.

W: Hast Du nicht eine Art Vorstellung davon, wie sich das dann anfühlen soll?

T: Nein, eigentlich nicht. Was mich im Moment interessiert, ist, dass Spiritualität für mich persönlich eben kein Hobby sein kann. Also das ist keine Sparte. Kunst, Sport oder Yoga, das sind sozusagen Sparten, in denen man reüssieren kann. Wie Richard Sennett es sagte: »Wenn man in etwa 10.000 Stunden investiert, dann ist man Experte.« Das ist eben bei Spiritualität nicht so. Es ist mehr das Leben selbst. Es ist egal, ob man sich jetzt mit Spiritualität beschäftigt oder einfach nur aus dem Fenster schaut. Es geht um die Frage, welche Haltung man wirklich durchgängig leben und fühlen und spüren kann. Da kann Yoga helfen, oder andere spirituelle Praxen, oder eine Weltreise.

P: Und für Dich ist das Deine Kunst.

T: Das weiß ich wirklich nicht. Ich versuche künstlerische Werke zu machen, die ich für sinnvoll halte auch innerhalb der Kunst. Die Kunst hat ja auch Spielregeln. Eine Spielregel lautet, es geht nicht darum, wie toll oder wie tief etwas ist, sondern es muss neu sein. Man kann diese Spielregel in Frage stellen. Das tue ich, auch deswegen interessiert mich die Kunst vielleicht auch weniger als noch vor zehn Jahren. Dennoch spiele ich dieses Spiel gerne, weil ich es beherrsche. So, wie ich auch auf den Fußballplatz gehen und Fußball spielen kann. Ich nehme vielleicht gern den Ball in die Hand, aber das ist nicht der Ort, an dem ich den Ball in die Hand nehme, sondern ich nehme ihn mit dem Fuß an. Spielregel dieses Spiels. Wenn ich nun eine Ausstellung mache, dann frage ich mich, was wäre ein Werk, das ich so noch nicht gemacht habe.

P: Eine Haltung zum Leben, zu den eigenen Aufgaben, das entspringt der Spiritualität. Aber der Begriff bleibt schwer zu fassen.

T: Ja, ich verstehe, was Du meinst, aber Dankbarkeit, Bescheidenheit, ein gewisser Abstand, Respekt vor dem anderen, oder im Christentum Liebe zum Anderen, ebenso Liebe zu sich, das alles ist in den meisten Traditionen Teil davon. Es ist gar nicht so ungreifbar, aber es zu leben, ist nicht einfach. Wirklich dankbar zu sein, etwa. Es ist leicht, im Hotel zu sitzen und zu sagen, Dankbarkeit ist ein Wert. Aber dann hinaus zu meinen Kindern zu gehen und dankbar zu sein, dass sie dort spielen, auch wenn sie sich streiten und das total nervt, ist nicht leicht.

P: In der Yogawelt kursiert dieser furchtbare Spruch – Happyness is the Way! Alle laufen mit einem Schein-Grinsen herum. Wertschätzung für das Leben und Dankbarkeit lassen sich aber nicht einüben, wenn man so tut, als gäbe es nur Licht und keinen Schatten. Dann erstarrt das Lächeln zu einer Fratze.

T: Ein Fake-Lächeln auf Dauer gestellt! Genau, die Anforderungen sind zu hoch, oder die Konventionen eines Milieus zu mächtig. Faszinierend an der Spiritualität ist, niemand besitzt sie wie eine unverrückbare Eigenschaft, kein buddhistischer Mönch, kein Obdachloser. Alle fragen sich, kann ich mich von meinen negativen Gedanken lösen, das sind Lebensaufgaben. Ich kenne nur Leute, die auf dem Weg sind, keine Angekommenen.

P: Glaubwürdig auf dem Weg zu sein und sich tagtäglich immer wieder zu bemühen, ist das Ziel. Und gar nicht herumzuschauen, wer leistet das noch konsequenter oder noch besser.

Bevor ich verrate, warum bestimmte Yogahaltungen für mich von besonderer Bedeutung sind, muss ich etwas klarstellen: Die von mir ausgewählten *Asanas* sind keine Wunderwaffen. »Fünf Übungen für einen Knackpo«, »Das 11-Minuten-Training für mehr Gelassenheit im Alltag«, »Happy Baby Pose« und die »Taube für eine erfülltere Sexualität« oder ein »Finde den Krieger in Dir« gehen für mich am Thema vorbei. Diese Angebote mögen verheißungsvoll klingen und sich vielleicht auch ganz gut verkaufen, aber sie besitzen m. E. nach keinen echten Wert, sondern führen auf eine ganz falsche Fährte. Im Kern gilt für mich – wie im gesamten Buch auch deutlich geworden sein dürfte – das, was bereits von Generationen von Yogis vor mir als das Ziel des Yoga definiert wurde: Die Einheit von Körper, Geist und Seele entstehen zu lassen, die Erfahrung des In-Verbindung-Tretens mit der eigenen Wesensnatur. Aber wie geht das praktisch? Die Werbung zeigt schöne Frauen in gefälligen, enganliegenden Outfits im Schneidersitz versonnen lächeln. Machen wir uns nichts vor, solche Bilder prägen unbewusst. Besonders all jene, die in den letzten Jahren mit Yoga begonnen haben, verorten sich häufig über diese Bilder.

Was dort abgebildet wird, sind immer Ideale, und wenn wir anfangen, denen nachzujagen, entfernen wir uns eher von uns selbst, als dass wir tatsächlich bei uns ankommen, mal ganz abgesehen davon, dass die Models auf diesen Bildern ihre makellosen Körper wahrscheinlich nicht allein durch Yoga bekommen haben. Entweder gehören sie zu den wenigen, die solche Wahnsinnskörper einfach mitbekommen haben oder ihr Drang, einem bestimmten Schönheitsideal zu entsprechen, ist so ausgeprägt, dass sie eben gerade nicht die Einheit von Körper, Geist und Seele anstreben, sondern so ziemlich alles für ein äußerlich perfektes Idealbild auf sich nehmen.

Im Hatha-Yoga nähern wir uns der Einung über den Körper an. Hatha-Yoga ist nicht ein bestimmter Yogastil, sondern der Oberbegriff der vielen physischen Yogaformen, die angeboten werden.

Es ist interessant, dass das viele Menschen nicht wissen. Wenn man z. B. als Yogalehrer eine Krankenkassenzulassung anstrebt, muss in der Unterrichtsbeschreibung der Begriff Hatha-Yoga fallen, sonst landet man bei der Antragsstelle für Präventionskurse auf dem Stapel »Abgelehnt«. Auch in meinen Yoga-Centern rufen immer noch täglich eine Reihe von Interessenten an, die fragen, ob das, was bei Spirit Yoga angeboten wird, denn Hatha-Yoga sei. Hatha-Yoga allein ist noch keine Garantie für Qualität oder Seriosität.

Aber wenn es sich doch beim Hatha-Yoga um eine physische Form des Yoga handelt, warum ist es dann irreführend, wenn das Hauptaugenmerk auf dem Wunsch nach einem möglichst makellosen Körper liegt?

Und warum ist es andererseits so, dass sich diese angestrebte Einheit von Körper, Geist und Seele sehr wohl über den Körper erschließen lässt und dass das paradoxerweise meist auch zu einer Verbesserung des äußeren Erscheinungsbildes führt? Yoga ist also doch in vielerlei Beziehung wirksam, aber der Weg geht nach innen. In der Folge verändert sich über kurz oder lang auch äußerlich manches.

Das Bestreben nach Selbstoptimierung ist nicht zielführend. Es zeigt aber, dass sich viele Menschen für nicht gut genug halten und sich aus diesem Mangel heraus enorm anstrengen, um sich auf dieser Welt angenommen und aufgehoben zu fühlen. So mühen sie sich immer mehr ab, einem bestimmten Bild gerecht zu werden. Dieses führt jedoch nicht – wie gesagt – zu der angestrebten Einheit zwischen Körper, Geist und Seele, sondern eher zu einer Aufspaltung. So rennen einige ihr ganzes Leben. Die Ängstlichen rennen am schnellsten, und manchmal erlangen sie dabei auch recht beachtliche Erfolge, aber wer derart außengesteuert ist, dem fällt es oft schwer, sich selbst je genug zu sein. Und so hört das Laufen im Hamsterrad trotz Yoga niemals wirklich auf. Bryan Kest, der Begründer des Power Yoga, sagt: *You can bring your shit into yoga and that´s how you turn yoga into shit.* Ich würde das vielleicht etwas anders formulieren, aber im Grunde hat er Recht. Yoga kann nicht kompensieren, was im Leben schiefgeht. Überall steht geschrieben, dass Yoga die Wunderwaffe schlechthin sei. Es wird viel hineinprojiziert ins Yoga, weshalb auch die angebotenen Lehransätze immer greller werden. Für jeden gibt es immer noch eine besondere Methode, die er noch nicht ausprobiert hat.

Wer sich allerdings ohne Rücksicht auf Verluste –manchmal sogar bis hin zu immer wiederkehrenden und vor allem selbst verschuldeten Verletzungen – müde gestrampelt hat, der ist empfänglich für spirituelle Führer, unter denen sich leider auch eine

Menge Scharlatane tummeln. Meiner Meinung nach können wir unserem Kern näherkommen, wenn wir unseren Körper wohlwollend und wertschätzend behandeln und wieder mehr lernen, ihn zur Sinneswahrnehmung zu nutzen. Es sind durchaus die Botschaften des Körpers, die uns der eigenen Wahrheit näherbringen können. Die Signale des Körpers sind ziemlich konkret und messbar. Wenn wir aufgeregt sind, schlägt unser Herz schneller, wenn wir uns überlastet fühlen, schmerzt unser Rücken, und wenn wir uns überfordert fühlen, werden wir müde. Wenn wir hingegen nur einem bestimmten Bild entsprechen wollen, dann sind uns die Signale des Körpers nicht nur nicht mehr wichtig, sondern sie stören oft sogar, weil sie uns aufzeigen, dass etwas in uns sich gegen die Selbstoptimierung wehrt. Deshalb hören viele eher weg als hin, wenn ihr Körper Signale sendet. Das kann so weit gehen, dass wir irgendwann gar nicht mehr in der Lage sind, die Signale des Körpers wahrzunehmen, weil wir uns diese Gabe leider regelrecht abtrainiert haben. Es ist absurd, aber nicht nur mit Sport, insbesondere mit Yoga kann das passieren. Im traditionellen Yoga spielen Verzicht und Askese zum Zweck der Selbsterkenntnis eine große Rolle. Das lässt sich in der westlichen Welt ganz gut verdrehen und im Sinne der Selbstoptimierung missbrauchen.

Die Über-Optimierten erkenne ich in meinem Unterricht daran, dass sie eine perfekte Yogapraxis haben, dass sie technisch alles richtig machen, ihre Blicke aber leer sind. Und die, die sich noch nicht ganz so gut im Griff haben, die spulen das Programm zwar recht gut ab, schauen dabei aber aus dem Fenster oder wippen zur Musik mit dem Fuß. Was fehlt, ist das innere Commitment, das Bestreben, sich mit Hilfe von Yoga wirklich wieder zu spüren, in Verbindung mit sich selbst zu treten und die Signale des Körpers zu hören und zu achten.

Wir brauchen einen lebensnahen, lebendigen Zustand, der sich nicht nur über Achtsamkeitstraining oder Meditation ohne die Einbeziehung des Körpers erschließen lässt. Selbstführung ist das Ziel.

Was nun? Sollen wir uns dann einfach hinlegen und nur entspannen? Manchmal ist das tatsächlich gar nicht schlecht, um erst einmal den Überdruck rauszunehmen. Doch langfristig gesehen ist Entspannung allein zu einseitig und deshalb nicht die beste Lösung.

Gut, dann ignorieren wir einfach die vielen feinen Unterscheidungen zwischen Stilen und machen einfach Yoga!?

Doch so einfach ist das nicht. Funktionieren ist am Ende nicht alles! Es gibt ein Geheimnis, einen Schatz, der im Inneren jedes Menschen zu finden ist, und es ist die Aufgabe jedes Menschen, diesen zu ergründen.

Yoga bietet brauchbare und gute Methoden, dorthin zu gelangen.

Um Yoga unserem Kulturkreis näher zu bringen, ist es entscheidend, sich mehr mit dem »Wie« und dem »Warum« auseinanderzusetzen. Darin sehe ich meine Aufgabe, dafür schlägt mein Herz.

1. Tadasana/Samasthiti – Berghaltung

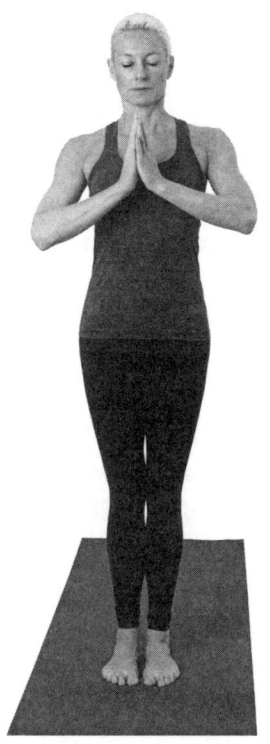

In der Berghaltung lässt sich besonders gut das rechte Maß an Spannung üben.

Bin ich unterspannt, überspannt oder gut gespannt? Wenn ich gespannt bin, meint dies nicht nur die angemessene Körperspannung, sondern es geht auch darum, im übertragenen Sinne gespannt zu sein, also wach und präsent. Yoga soll nicht nur Verspannungen lösen, sondern auch helfen, zu einem neuen, guten Gespanntsein zu finden. Wenn ich meine Fußsohlen auf den Boden presse und mit dem Scheitel in Richtung Himmel strebe, versinnbildliche ich damit, dass der Mensch einerseits mit beiden Beinen im Leben steht, verwurzelt ist, und dabei zugleich nach Höherem strebt, nach Erkenntnis, nach Anbindung an eine übergeordnete Kraft, nach dem Spirit. Wenn wir in der Berghaltung die Hände vor dem Herzen zusammenführen, dann ist das Ausdruck dafür, die Gegensätze in uns zu vereinen. Das ist ein Grundprinzip des Hatha-Yoga. Wirklich lebendig können wir nur sein, wenn wir in der Lage sind, diese Wechselwirkungen oder scheinbaren Gegensätze in ein stimmiges, harmonisches Verhältnis zu bringen. Wenn ich sage, dass eine Yogahaltung absichtslos ausgeführt werden sollte, dann meine ich damit, dass man um des Übens willen üben soll, nicht mit dem Gedanken an den unmittelbaren Nutzen in der wirklichen Welt. Denn wenn wir mit Yoga nur ein weltliches Anliegen in den Griff kriegen wollen, dann können wir niemals hinfinden zu der Lebendigkeit im größeren Sinne. Genau so wenig können wir verleugnen, dass wir auch mündige, aufgeklärte Menschen sind, die eine Verantwortung zu tragen haben.

Wenn sich unsere Mündigkeit und unser Verantwortungsbewusstsein aber aus einem überweltlichen Bewusstsein speist, dann sind wir eher geneigt, über den eigenen Tellerrand hinauszusehen und uns nicht nur in den Dienst unseres Strebens nach persönlichem Glück, sondern auch in den Dienst der Menschheit zu stellen.

Manch einer schwankt zwischen Übereifer und damit abwechselndem Gefühl von Ohnmacht. Entspannung im herkömmlichen Sinne ist keine Anbindung an das »Größere«. Da sich aber jene Anbindung an das Größere oder den »Spirit« nur erschließt, wenn wir uns sammeln und still werden – will das erfahren und geübt werden. In der Berghaltung erlernen wir das alles. Wir loten die Gegensätze immer wieder neu aus und spannen uns zwischen Himmel und Erde auf.

Wir stehen sicher, gehen beherzt durch das Leben, sind durchlässig genug, um uns vom Zauber dieser Welt berühren zu lassen.

Wenn wir uns schlicht und einfach dem Wesentlichen stellen, dann sind wir auch weniger geneigt, viel Staub im Außen aufzuwirbeln. Es gibt nichts zu kompensieren, weil alles bereits da ist: Himmel und Erde, Schaffen und Lassen, Tun und Sein münden in eine (Lebens)haltung.

Tadasana oder Samasthiti ist *die* Grundhaltung im Yoga. Sie scheint einfach zu sein. Jedoch verlangt sie eine sehr feine Wahrnehmung des gesamten Körpers. Das Wort »sam« bedeutet gleich und »sthiti« bedeutet Standhaftigkeit – gleichmäßige Standhaftigkeit durch den gesamten Körper hindurch. Das Einnehmen dieser ausgewogenen Standhaftigkeit mit Harmonie und Balance zwischen rechts und links, vorne und hinten, oben und unten, innen und außen – diesen Platz in der Mitte zu finden, wo sich Gegensätze vereinen und auflösen, das ist Yoga.

Da wir sehr viele Konditionierungen und Verhaltensweisen bezüglich des Stehens aufweisen, geht es auch darum, das Unbewusste bewusst zu machen, uns unserer inneren und äußeren Beziehungen gewahr zu werden, sowie der Tatsache, dass Aspekte des Lebens interdependent sind und einander ständig beeinflussen. In jeder Haltung werden wir auf Tadasana zurückkommen.

Haltung/Technik

- Die Füße dicht beieinander stellen, die großen Zehen berühren sich, die Zehen weit spreizen, die Fußaußenkanten parallel setzen, die Fersen ein wenig öffnen.
- Das Körpergewicht über die vier Eckpunkte der Füße gleichmäßig verteilen.
- Die Beinmuskulatur zu den Knochen hin gleichmäßig anspannen. Grundspannung im Körper aufbauen. Scham- und Steißbein ziehen zueinander – der Beckenboden wird aktiv.
- Die Schulterblätter nach unten ziehen, von innen eine Weite vom Brustbein hin zu den Schultern finden.
- Die Hände vor dem Herzen zusammenführen. Der Blick geht geradeaus nach vorne. Das Kinn leicht senken, Gesichtszüge (Augen) und Kiefer (Zunge) sind entspannt.
- Die Fußsohlen in den Boden pressen, während der Scheitel sanft zum Himmel strebt.

2. Adho Mukha Svanasana – Herabschauender Hund

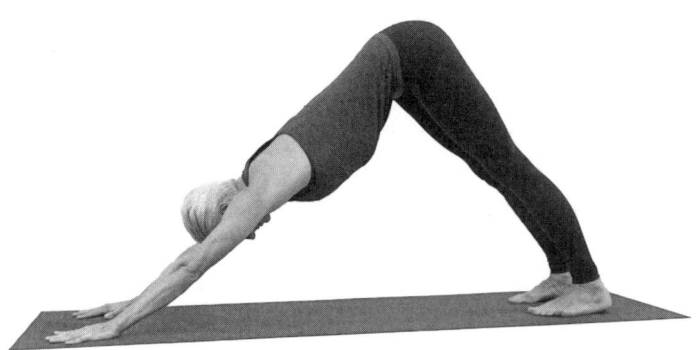

Der »Herabschauende Hund« ist eine Schlüsselposition im Yoga. In dieser Position wird die Rückseite des Körpers vom Nacken über den Rücken bis hinunter zu den Waden gedehnt.

Die Übung hat etwas sehr Verbindliches. Wir pressen die aufgefächerten Finger fest auf den Boden, um so eine stabile Verbindung zur Erde aufzubauen. Korrekt ausgeführt erfordert die Übung nicht wenig Armkraft. So geht es also nicht nur um Flexibilität, sondern auch um Stabilität. Wir erobern uns darüber ein Stück unserer Erdverbundenheit zurück.

Wann immer sich im Yoga der Kopf tiefer als das Herz befindet, ist es eine Einladung, vom Denken hin zum Spüren in den Körper zu finden. Dieser Vorgang hat etwas mit Demut und Akzeptanz zu tun.

Wir erkennen an, dass wir durch Scharfsinn und Verstand nicht alles erfassen können. Wir realisieren, dass der Geist zwar ein guter Diener ist, aber nicht die Allmacht, die unser Leben lenkt.

In diesem meditativen Zustand sind wir eher bereit, die eigene mangelnde Fähigkeit zur Einsicht anzuerkennen, um uns dann auf unserem inneren Weg führen zu lassen.

Eines möchte ich jedoch im Zusammenhang mit der Übung des »Herabschauenden Hundes« ganz klar sagen: Es geht mir nicht darum, das Fühlen grundsätzlich über das Denken zu stellen. Erst, wenn Denken und Fühlen in einem harmonischen Verhältnis stehen und durch den bewusst geführten Atem über den Körper als ein Ganzes erfahrbar werden, erst dann kann das Wesentliche wahrgenommen werden und erst dann sind wir wirklich in unserem menschlichen Dasein eins mit uns selbst.

Der »Herabschauende Hund« wirkt auf den ersten Blick trügerisch leicht. Jeder Anfänger kann die physische Form mehr oder weniger gut einnehmen. Das allein macht die Übung aber noch lange nicht aus. Es ist nicht ein glattes Abbild, das zählt, sondern im Grunde geht es in der Haltung um eine tiefe Auseinandersetzung mit dem Leben selbst.

In jeder Yogahaltung widmet sich der Praktizierende dem ständigen, komplexen Vorgang des Ausbalancierens der Gegensätze von Kraft und Hingabe, Form und Fließen, Stabilität und Flexibilität, Wille und Loslösung, Mut und Demut, Engagement und Akzeptanz, Denken und Fühlen ...

Wie unzureichend scheint es plötzlich, wenn in einer Zeitschrift steht: »Diese Yoga-Übung definiert Ihre Schulter- und Oberarmmuskulatur.« Ja, das tut sie, aber vor allem tun die Yoga-Übenden etwas: Sie ergründen das Geheimnis des menschlichen Daseins und lernen, ihr Leben selbst zu gestalten.

Haltung/Technik
Der Herabschauende Hund wird bei Anfängern aus dem Vierfüßlerstand (Abstand zwischen Händen und Füßen sehr eng) bzw. aus der schiefen Ebene (optimaler Abstand zwischen Händen und Füßen) aufgebaut.

Bei der Vorbereitung aus dem Vierfüßlerstand auf folgende Dinge achten:
- Die Handgelenke direkt unter die Schultern bringen, die Finger spreizen und jeden Finger fest in den Boden drücken.
- Die Ellenbogen nicht blockieren bzw. überstrecken (Mikrobeuge) und zueinanderziehen. Die Oberarme rotieren nach außen, die Innenseiten der Ellenbogen zeigen nach vorne.
- Mit der Ausatmung die Knie abheben und die Beine strecken.
- Durch den Druck der aufgespreizten Finger zum Boden hin das Körpergewicht nach hinten in Richtung Fersen schieben. Die Fersen in Richtung Boden senken. Die Oberschenkel ziehen nach hinten.
- Der Kopf hängt, der Nacken ist entspannt.
- Die Handwurzeln zwischen Daumen und Zeigefingern in den Boden pressen – Kontakt zum Boden aufnehmen.
- Das Gewicht gleichmäßig auf Arme und Beine verteilen. Wie Säulen eines Tempels schaffen sie Stabilität und Sicherheit.

- Die Außenkanten der Fersen zum Boden hin pressen, die Fußinnenkanten nach oben hochziehen.
- Mit jeder Einatmung durch die Hände das Steißbein nach hinten schieben, der Rücken ist lang. Mit jeder Ausatmung den Bauchnabel Richtung Wirbelsäule ziehen.

3. Bhujangasana – Kobra Variation

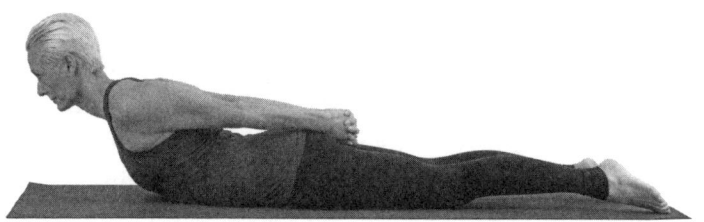

Die Kobra zeichnet sich durch die Muskelspannung aus, die ganz bewusst durch den ganzen Körper zu spüren ist. Das Herz ist erhoben, das Kinn gesenkt: Ausdruck dafür, den eigenen Willen in Verbindung mit dem Herzen zu bringen. Wenn wir dem Herzen Raum zur Entfaltung schenken und über den bewusst geführten Atem eine stimmige Resonanz zwischen Herz und Geist kultivieren, dann kann aus dieser Herz-Geist-Verbindung eine Einheit entstehen, »ein gutes Herz«.

Wenn wir irgendetwas Substanzielles in diesem Leben erreichen wollen, dann kommen wir nicht umhin, Herzblut in die Angelegenheit fließen zu lassen. Indem wir den Herzraum weit werden lassen und erheben, wenden wir uns dem Leben zu. Wir öffnen uns, nehmen einatmend neue Energie in uns auf und teilen ausatmend unsere Energie mit der Welt.

Mit jeder Einatmung sammeln wir so neue Eindrücke. In der Atempause nach der Einatmung verarbeiten wir diese Eindrücke und formen daraus unsere Antwort, die wir dann mit der Ausatmung zum Ausdruck bringen. Nach der Ausatmung lassen wir das, was wir zum Ausdruck gebracht haben, einen Moment stehen, wodurch erneut eine kleine, natürliche Pause entsteht, die unserem Gegenüber oder der Welt die Möglichkeit gibt, unseren Einfluss auf sich wirken zu lassen.

Wir stehen also im ständigen Austausch mit der Außenwelt, und alles beginnt mit dem Atem. So, wie wir atmen, so leben wir auch. Wenn wir in einem harmonischen Verhältnis mit der Welt stehen möchten, müssen wir zunächst lernen, bewusst zu atmen. Atmen wir hingegen automatisch, dann werden wir wahrscheinlich nichts wirklich nachhaltig postiv beeinflussen können.

Wenn wir die Kobra-Position einnehmen, üben wir uns also darin, Herz und Geist zu integrieren.

Damit die neu gewonnene Haltung auch in die Welt hineinwirkt, müssen wir schon beim Ausüben der Yogahaltung eine reine und gute Absicht hegen.

Ich habe an anderer Stelle betont, dass Yoga »absichtslos« praktiziert werden sollte, d. h., dass wir die Praxis nicht durch unsere persönlichen Wünsche überfrachten sollten. Trotzdem ist es wichtig, einen inneren roten Faden zu haben, will heißen, eine Intention zu verfolgen, die der Praxis Richtung verleiht.

Wenn wir in einer der Welt zugewandten Haltung wie der Kobra immer auch eine wohlwollend-wertschätzende Grundhaltung kultivieren, dann können wir so, weniger durch die äußere Form, als vielmehr durch die innere Haltung, unser Verhältnis zur Welt positiv beeinflussen.

Diese Übung eignet sich sehr gut zur Kräftigung

des Rückens – das Zentrum bleibt aktiv, das Brustbein wird erhoben.

Haltung/Technik

- Flach mit dem Bauch auf den Boden legen, die Füße hüftbreit auseinander stellen, die Stirn am Boden halten.
- Die Finger hinter dem Rücken verschränken.
- Zwischen den Schulterblättern bildet sich eine Rille.
- Die Fußrücken und das Becken fest zum Boden drücken.
- Mit der Einatmung den Brustkorb anheben. Das Herz strebt nach vorn.
- Den Atem bis in den oberen Brustraum hochziehen.
- Den Brustkorb von der Taille weg nach vorne und oben bewegen.
- Mit der letzten Ausatmung die Stirn am Boden absenken. Die Hände unter den Schultern absetzen.
- Mit der Einatmung zurück auf die Fersen setzen und mit der Ausatmung in den Herabschauenden Hund kommen.

4. Virabhadrasana II – Krieger II

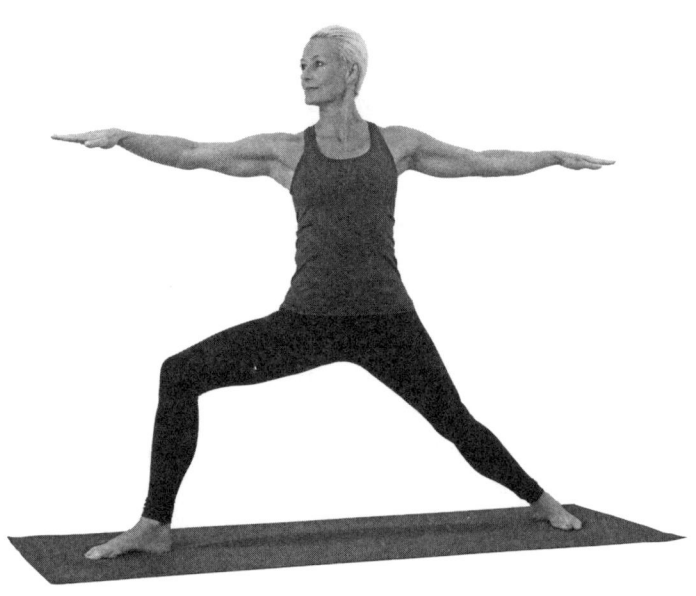

Der »Krieger II« eignet sich hervorragend, um das Zusammenspiel von Kraft und Loslassen zu erproben. Einerseits geht es hier darum standzuhalten, Beinmuskulatur aufzubauen und das Durchhaltevermögen zu stärken, sich etwas zuzumuten und die Grenzen der Belastbarkeit auszuweiten, andererseits geht es darum, in dieser nicht nur körperlich herausfordernden Position Gelassenheit zu üben.

Das Prinzip des Loslassens wird so über den eigenen Leib konkret erfahrbar. Jede Haltung ist immer auch ein Bild für eine bestimmte Situation im Leben.

Wie gelingt es mir, herausfordernde Situationen zu meistern? Wie bleibe ich standhaft? Dem Konzept des Loslassens kommt gerade in den fordernden Positionen eine zentrale Bedeutung zu. Die Aufforderung zum »Loslassen« hört man inzwischen in jeder passenden und unpassenden Lage. Alles soll man immer loslassen ... wenn man das ohne Differenzierung und Definition täte, würde einem das Leben wie Sand durch die Finger rinnen. Es geht also nicht darum, dauernd alles loszulassen, sondern stattdessen das innere Ringen, die Verkrampfungen und das selbst initiierte Drama loszulassen. Es ist entscheidend zu wissen, wofür man in diesem Leben steht. Wenn ich die Yogahaltung als Bild meiner inneren Welt betrachte, dann löst es die Frage aus, mit welcher Haltung möchte ich das, wofür ich stehe, in die Welt hinaustragen? Souveränität setzt selbstbestimmtes Handeln voraus. Selbstbestimmt ist man, wenn man weder abhängig vom äußeren Ergebnis, noch gefangen in den eigenen Emotionen oder Gedanken ist. Wenn ich eine Krieger-Position vollständig ausführe, dann verlasse ich meine gewohnte Komfortzone und begebe mich in einen Grenzbereich. Natürlich löst eine solche starke Anforderung Gemütsreaktionen aus. Das Interessante ist, dass die Reaktionen, die durch eine fordernde Yogahaltung hervorgerufen werden, oft denen ähneln, die wir in konfrontativen Situationen unseres Lebens an den Tag legen. Wir reagieren also vergleichbar, allerdings mit einem großen Unterschied. Im Yoga begeben wir uns in eine zwar anstrengende, aber doch verhältnismäßig einfache Übung, die für sich genommen nichts mit den Handlungen unseres Alltags zu tun hat. Im wahren Leben sind unsere emotionalen Reaktionen eng an unsere Taten und Erlebnisse gebunden. Wenn ich etwa eine schwere Bücherkiste in den 5. Stock trage und dabei ächze und fluche, weil ich weiß, dass ich noch weitere zehn Kisten die Treppe hinaufschleppen muss, dann ist das nachvollziehbar. Würde in einer solchen Situation jemand sagen: »Dein Fluchen und Kommentieren macht die Sache nicht leichter«, was würde dann wohl passieren? Man würde erst richtig wütend werden. Denn es mag ja so sein, dass das Schimpfen das Gewicht nicht leichter macht – aber wenn ich mitten in meiner anstrengenden Alltagsaufgabe auch noch darüber nachdenken soll, *wie* ich das, was ich tue, mache, dann platzt mir erst richtig der Kragen. Schließlich ist das, was ich tue, schon so verdammt anstrengend, dass ich froh bin, wenn ich es überhaupt irgendwie schaffe. Nun ist es, wie ich finde, bei schwerer körperlicher Arbeit völlig in Ordnung und auch manchmal befreiend, wenn man dabei schreit, aber in anderen Situationen erschwert man sich und anderen die Sache tatsächlich nur noch mehr, wenn man ein Gefangener seiner eigenen Emotionen und Gedanken bleibt.

Wir können die äußeren Umstände nicht immer ändern, aber *wie* wir auf das, was uns widerfährt, reagieren, liegt in unserer Hand.

Und wenn wir uns vor Augen führen, dass wir weiß Gott nicht nur Kisten durch das Leben schleppen, sondern dass es eine Reihe von komplexen bis hin zu verstrickenden Situationen gibt, in denen es wünschenswert wäre, dass wir den klaren Durchblick behalten, dann leuchtet es ein, dass es absolut Sinn macht, sich selbst gut führen zu können. Es gibt jene Situationen in unserem Leben, in die wir uns selbst hineinmanövriert haben. Die Kisten kann ich schleppen, oder ich kann es vielleicht auch lassen ...

Aber es gibt auch Lebenslagen, die schwierig sind, für die man nichts kann, in die man unverschuldet gerät, und die sehr schlimm sein können. Wenn ich krank werde, meinen Job oder meinen Partner verliere, wenn mir etwas zustößt, dann muss ich damit klarkommen. Niemand, selbst die beste Unterstützung, kann mir den damit verbundenen Schmerz oder die Verzweiflung nehmen. Schwere Situationen müssen wir allein überstehen. Wenn wir uns selber halten und führen können, dann ist das etwas leichter, dann spüren wir, dass wir trotz der unabwägbaren Umstände unser Leben selbst in der Hand haben. Das ist ein ermächtigendes Gefühl – zu wissen, dass, egal, was kommt – ich mich selber halten kann. Ich glaube, dass man erst dann wirklich beziehungsfähig wird.

Der »Krieger II« ist eine verhältnismäßig einfache, aber enorm kraftvolle Übung. Sie ermöglicht uns, losgelöst vom Alltag, einer Situation voll und ganz standzuhalten, ohne uns dabei im eigenen Drama zu verstricken.

So lernen wir auch in schwierigen Situationen gleichmütig zu bleiben. Wenn wir durch regelmäßiges Üben eine gewisse Stabilität erlangt haben, dann können wir die Grundprinzipien dieser Übung von der Matte ins Leben tragen.

Zu sagen, der »Krieger II« ist eine Übung, um sich in Gelassenheit zu üben, dann meine ich damit, dass es dabei wirklich um alles geht – um uns und unser Leben. **197**

Haltung/Technik

- Mit dem linken Fuß einen großen Schritt nach hinten treten. Die Handgelenke befinden sich über den Fußgelenken.
- Die vordere Ferse und der hintere Fußspann sind auf einer Linie. Die rechten Zehen zeigen gerade nach vorne. Der linke Fuß befindet sich nahezu parallel zur hinteren Mattenkante, die Zehen sind leicht nach innen gedreht.
- Das rechte Knie tief beugen (rechter Winkel). Das Knie zeigt gerade nach vorne und ist über dem zweiten/dritten Zeh ausgerichtet. Knie- und Fußgelenk bilden eine vertikale Linie.
- Das linke Bein ist gestreckt, die Muskulatur aktiv (Kniescheibe leicht hochziehen). Die Fußaußenkanten in den Boden pressen.
- Der Oberkörper ist direkt über dem Becken ausgerichtet.
- Das Scham- und das Steißbein ziehen zueinander. Das rechte Maß an Spannung finden.
- Die Arme bis auf Schulterhöhe heben. Durch die Fingerspitzen vom Herzen aus weit nach außen ziehen.
- Der Blick ist nach vorne über den Mittelfinger ausgerichtet.
- Von innen nach außen strahlen.

Ausgangspositionen
für Dreieck und Seitliegestütz

Auch wenn das Dreieck und der Seitliegestütz unterschiedlich aussehen, vermitteln sie prinzipiell das Gleiche. Sie stärken die Rumpfmuskulatur und legen somit das Augenmerk auf die Längsachse des Körpers. In unserem Alltag sind die meisten von uns breit aufgestellt, das heißt, wir verfolgen ganz verschiedene Ziele im Job, in der Familie oder der Partnerschaft usw. Bildlich gesprochen kann man auch sagen, wir bewegen uns vorwiegend auf der »horizontalen« Ebene. Um zu einem inneren Gleichgewicht zurückzufinden, ist es sinnvoll, dass wir im Yoga die Aufmerksamkeit auf das Trainieren der vertikalen Achse legen. Im Alltag vernachlässigt man das leicht. Besonders wenn wir erschöpft oder überarbeitet sind, bekommen wir das zu spüren. Bei Überlastung stehen wir dann auf einmal neben uns oder wir geraten außer uns. Das bedeutet nichts anderes, als dass wir durch die Verausgabung das Gefühl für unsere Mitte eingebüßt haben und nicht mehr in uns ruhen. Durch das Bild eines Kreuzes lässt sich diese Grundidee gut verdeutlichen. Über die horizontale Achse stehen wir in Verbindung mit unserer Umwelt, und über die vertikale Achse spannen wir uns zwischen Himmel und Erde auf, kommen über eine geschärfte Konzentration ganz im Hier und Jetzt an.

Durch die horizontale Achse bringen wir unser Wirken in der Welt zum Ausdruck, über die vertikale Achse verankern wir uns im Sein.

Es überrascht nicht, dass viele Menschen meinen, im Yoga ginge es vor allem um Dehnung und größere Flexibilität, oder vom Körperlichen zum Lebensweltlichen weitergedacht, um die Sehnsucht nach Befreiung von weltlichen Zwängen. Das ist nicht richtig. Zuviel Ausdehnung ist nicht die Lösung. Dann endet man nur »ausgeleiert«.

Erschöpfung lässt sich nur ausgleichen, indem wir wieder zurück nach Hause kommen – zurück zu uns. Damit ist nicht nur Entspannung gemeint. Sicher wirkt Entspannung kurzfristig lösend, aber nachhaltige Stabilität und Orientierung brauchen andere Mittel und Wege. Ein Pfeil, der treffsicher das Ziel erreichen soll, braucht einen gespannten Bogen, also Sammlung und Konzentration. Sowohl im Dreieck als auch im Seitliegestütz wird die gesamte Rumpfmuskulatur gestärkt.

Etwa so, als hätten wir einen zu engen, nassen Surfanzug an, ziehen wir die Haut und die Muskulatur hin zu den Knochen. Wir sammeln uns und erzeugen im gesamten Bereich dieser Längsachse eine gute Grundspannung. Im Dreieck zieht sich diese Grundspannung auch noch verstärkt durch die Beine. Im Seitliegestütz kommt Balance dazu, aber immer geht es um das Grundthema, das Stärken der Mittelachse. Das Ausdehnen setzt eine gute Grundstabilität voraus.

Auch hier lässt sich wieder etwas ganz Grundlegendes durch die Yogaübung für das Leben lernen, nämlich inwiefern eine spirituelle Anbindung und eine stabile Verankerung in uns und das erfolgreiche Wirken in der Welt einander bedingen. Wenn wir in uns verankert sind, agieren wir nicht im luftleeren Raum, sondern wird unser Tun zum klaren Ausdruck dessen, was uns ausmacht, wird zum Ausdruck unseres Seins.

Je mehr wir in der Welt wirken, desto mehr brauchen wir auch diesen Halt und diese Stabilität in uns selbst, die für mich immer auch ein Aufgespanntsein zwischen Himmel und Erde bedeutet.

5. Trikonasana – Dreieck

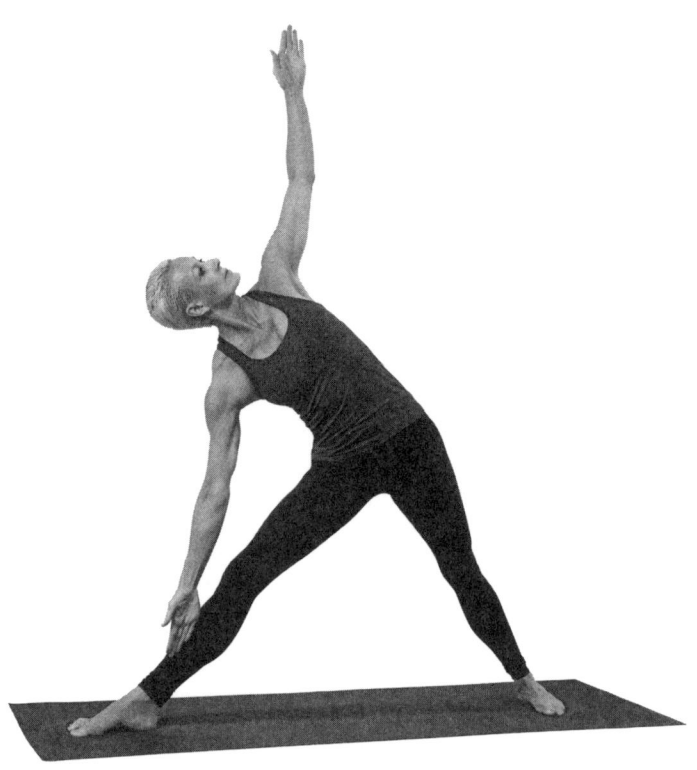

Für Anfänger Trikonasana aus Tadasana aufbauen. In fortgeschritteneren Klassen z. B. aus dem Krieger II (Virabhadrasana II).

Haltung/Technik
- Mit dem linken Fuß einen großen Schritt nach hinten machen. Die Handgelenke befinden sich über

den Fußgelenken. Bei Anfängern einen geringeren Abstand wählen, weil das mehr Stabilität bietet.

- Die vordere Ferse befindet sich in einer Linie mit dem hinteren Fußspann.
- Die rechten Zehen zeigen gerade nach vorne, die linken Zehen schräg nach vorne (ca. 30° nach außen gedreht).
- Das Körpergewicht auf alle vier Eckpunkte der Füße gleichmäßig verteilen.
- Die Beinmuskulatur zu den Knochen hin gleichmäßig anspannen.
- Die Arme auf Schulterhöhe anheben und durch die Fingerspitzen nach außen ziehen.
- Das Körper-Zentrum wird erspürt. Einatmend - Aufrichtung in der Wirbelsäule finden. Ausatmend – mit langem Rücken seitlich über das rechte Bein beugen, den rechten Handrücken innen gegen die Wade führen oder – bei großer Beweglichkeit – die Fingerspitzen an der Innenseite des rechtes Fußes am Boden absetzen.
- Das Scham- und das Steißbein ziehen zueinander.
- Der Brustkorb dreht in Richtung Decke. Der Scheitel strebt lang nach vorn. Der Nacken bleibt lang. Der Blick geht zur Seite, optional nach oben zu den Fingern.
- Den rechten Fußballen fest in den Boden drücken (Bodenkontakt) und die Muskeln um das Knie herum anspannen. Die Vorstellung ist: gegen eine imaginäre Wand lehnen. Die Sitzknochen und Schulterblätter haben Kontakt zu dieser Wand.

6. Vasisthasana – Seitliegestütz

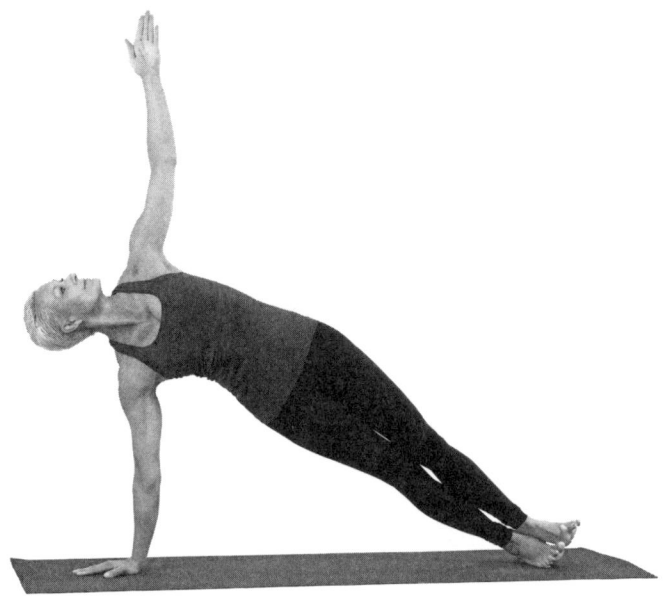

Die Ausgangsposition für Vasisthasana ist der Liegestütz. Vasisthasana kann mit verschiedenen Beinpositionen durchgeführt werden.

Haltung/Technik
- Aus dem Liegestütz die rechte Hand mittig unter dem Gesicht platzieren und in den Boden pressen.
- Den gesamten Körper nach links drehen und dabei den linken Fuß auf den rechten Fuß legen. Die Füße sind geflext (so, als würde man gegen ein Gaspedal treten) und die Zehen angezogen.
- Das Gewicht liegt auf der rechten Hand und der rechten Fußkante. Der Halt kommt aus einem starken Zentrum.

- Den linken Arm senkrecht nach oben strecken, bis beide Arme eine Gerade bilden.
- Die untere Hüfte nach oben heben, das Becken dabei nicht kippen. Mit jeder Einatmung die untere Hüfte wieder nach oben drücken.
- Um die Asana zu verlassen, die linke Hand kontrolliert zum Boden führen. Dann die Seite wechseln.

7. Setu Bandha Sarvangasana – Unterstützte Schulterbrücke

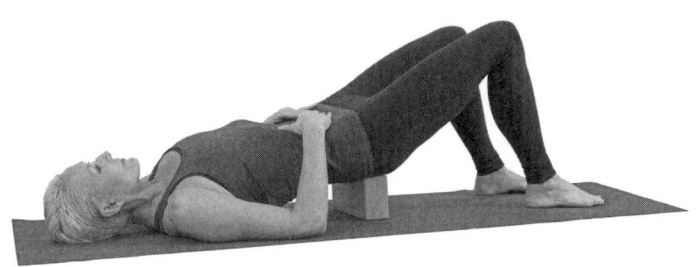

In dieser Position wird durch die Schräglage des Körpers eine besonders tiefe Atmung begünstigt. Über die Bewegung des Zwerchfells während einer solchen bewussten tiefen Atmung erhalten die Bauchorgane indirekt eine Massage. Das hat eine lösende und entkrampfende Wirkung.

Der Magen-Darm-Trakt ist durch den Vagusnerv mit dem Gehirn verbunden. Ein Großteil unserer Emotionen wird durch die Nerven in unserem Bauch beeinflusst. Es überrascht deshalb auch nicht, dass der Verdauungstrakt auch als das »Bauch-Gehirn« bezeichnet wird.

So wie unsere Verfassung gewöhnlich durch die Umstände in unserem Leben beeinflusst wird, so können wir durch bestimmte Körperhaltungen ein wohliges Bauchgefühl fördern, und so wird dann auch unsere Gemütslage positiv beeinflusst.

Die Brücke wird häufig ohne die Unterstützung eines Klotzes ausgeführt. In dem Fall erfordert sie mehr Einsatz und kräftigt die Bein- und Gesäßmuskulatur. Mit dem Klotz unter dem Kreuzbein wirkt diese Übung entlastend. Das Körpergewicht wird zum Teil vom Klotz getragen. Auf diese Art und Weise ist es möglich, auch über einen längeren Zeitraum ohne Anstrengung in dieser Position zu verweilen.

Da sich die tieferliegenden Verspannungen in den Bauchorganen nicht von jetzt auf gleich auflösen, ist es sinnvoll, diese Übung in ihrer »unterstützten Variante« regelmäßig auszuführen.

Haltung/Technik

- In Rückenlage die Füße hüftbreit nahe der Sitzknochen aufstellen. Die Zehen zeigen gerade nach vorn.
- Mit der Einatmung die Fußsohlen in den Boden pressen und das Becken und den Rücken vom Boden abheben.
- Den Klotz unterhalb des Kreuzbeines platzieren und den unteren Rücken Richtung Fußende ausstreichen.
- Die Knie sind hüftbreit und gerade nach vorn ausgerichtet. Das Gesicht und der Nacken bleiben entspannt.
- Die Hände lösen und die Handflächen nach oben öffnen.
- Das Brustbein hebt sich mit der Einatmung Richtung Kinn (nicht das Kinn zum Brustbein bringen).
- Um aus der Position wieder herauszukommen, einatmend auf die Zehenspitzen kommen, den Klotz

beiseitelegen und ausatmend Wirbel für Wirbel
zum Boden zurückrollen.

- Die Knie zueinander fallen lassen und nachspüren.

8. Savangasana – Unterstützter Schulterstand

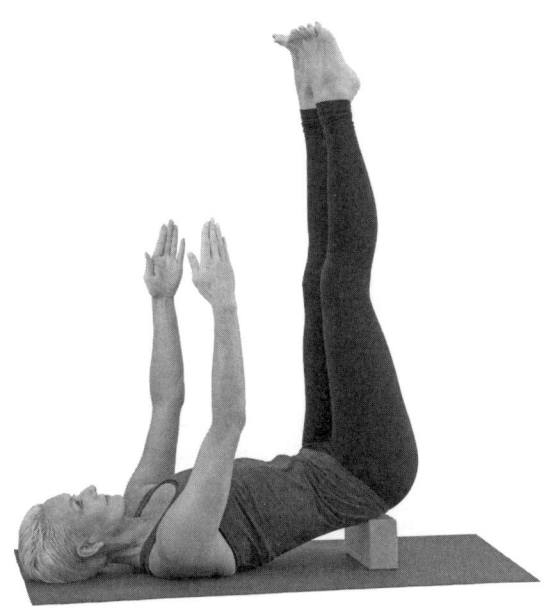

Diese Übung baut sich aus der vorangegangenen Übung, der unterstützten Schulterbrücke auf. Der unterstützte Schulterstand vermittelt ein Gefühl von Leichtigkeit. Wir alle haben unsere Last zu tragen. Wie wertvoll ist der Kontrapunkt – diese wohltuende Leichtigkeit des Seins. Dieser Zustand der Schwerelosigkeit gleicht einem Traum.

Wir wissen, dass dieses Glücksgefühl des Getragenseins nicht für immer ist, und es ist genau das, die Vergänglichkeit, die dem Moment innewohnt, die das Erlebnis so schön macht.

Gewöhnlich bewegen wir uns zwischen Verpflichtungen und verheißungsvollen, aber meist nicht erfüllenden Angeboten, die darauf abzielen, unsere Sehnsucht zu befriedigen. Wir wissen genau, wie rar diese bemerkenswerten Momente sind, in denen die Welt stehen bleibt und alles im Lot zu sein scheint. Diese Momente, die so intensiv sind, dass sie uns zum Schweigen bringen.

Haltung/Technik

Aus der unterstützten Schulterbrücke die Beine nacheinander nach oben ausstrecken. Den Klotz so platzieren, dass er sicher steht. Das Körpergewicht ganz an den Klotz abgeben. Optional die Arme ebenfalls senkrecht nach oben führen

- Um aus der Position wieder herauszukommen, die Füße wieder am Boden abstellen. Einatmend auf die Zehenspitzen kommen, den Klotz beiseitelegen und ausatmend Wirbel für Wirbel zum Boden zurückrollen.
- Die Knie zueinander fallen lassen und nachspüren.

9. Savasana

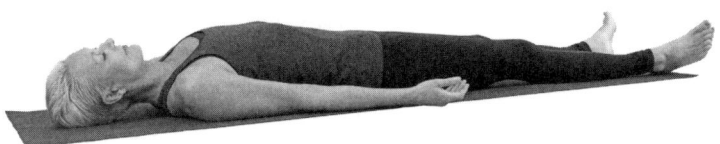

Das ist die Position, in der die vorangegangene Praxis des Yoga in den Zustand des Yoga mündet. In der Schlussentspannung enthüllt sich das, worum es im Yoga letztendlich geht: Das Gefühl eines tiefen Getragenseins, des Eingebundenseins in das große Ganze.

Wenn wir uns wie in einer Sänfte getragen ganz an den Boden abgeben, die Schwerkraft konsequent annehmen, dann können wir zumindest temporär in einen Zustand der Grenzenlosigkeit eintauchen. Insbesondere durch den Kontrast einer vorangegangenen fordernden Yogapraxis können wir hier nicht nur unsere muskulären Verspannungen lösen, sondern unser Leben insgesamt wirklich entspannen.

Auch wenn dieses tiefe Gefühl des Getragenseins nicht von Dauer ist, so offenbart es uns doch etwas Essentielles, dass Frieden und Einheit zumindest zeitweilig am eigenen Leib erfahrbar werden können. Wenn wir in dieser Position wirklich loslassen, dann können wir aus einer anderen Perspektive heraus, wie ein Zuschauer im Kino, das Auf und Ab unseres weltlichen Lebens anschauen. Wir erlangen so einen gesunden

Abstand und erkennen, dass vielleicht manches, das uns Kopfzerbrechen bereitet, am Ende halb so wild ist. Soviel sich über Yoga auch sagen und schreiben lässt, letztendlich bleibt Yoga ein Erfahrungsweg. Wir spüren, dass wir weder Opfer der äußeren Umstände, noch unserer eigenen Befindlichkeiten werden müssen, sondern frei in unserem Tun und Handeln sind.

Savasana ist eine wichtige Haltung und rundet die Übungspraxis ab.

Haltung/Technik

- Darauf achten, dass das Körpergewicht an den Boden abgegeben wird, das Herz weich wird und die Hände geöffnet sind.
- Der Atmung freien Lauf lassen.
- Das Gewicht soll auf dem Hinterkopf sein und ein Bogen im Nacken entstehen. Eine Decke unter den Kopf legen, wenn Unterstützung notwendig ist.
- Die Daumengelenke weich lassen und den Kiefer entspannen.
- Der Körper ist entspannt, ein Teil des Geistes bleibt gegenwärtig.
- Es ergibt sich ein Zustand der Dämmerung – der Ort zwischen Wachen und Träumen.

Die Sehnsucht nach mehr Sinnhaftigkeit verleitet dazu, unterschiedlichste Methoden der Suche nach dem Glück erfolgversprechend zu finden. Yoga scheint eine dieser Methoden zu sein, die mehr und mehr Menschen langfristig anwenden, weil es sie stabiler und zufriedener macht. Es gibt zunehmend mehr Menschen, die bereit sind, jedem größeren Trend zur Selbst- und Lebensverbesserung hinterherzulaufen, und es gibt die anderen, die sich an diesem beschleunigten gesellschaftlichen Wandel stören und deshalb mit aller Macht an alten Traditionen festhalten. Wer nicht über einen gut funktionierenden inneren Kompass verfügt, der ist leichter verführbar und sucht seine Orientierung gewöhnlich mehr im Außen. Wer hingegen zu sehr in sich ruht, schaut vielleicht zu wenig nach links und rechts und scheut bei jeglicher Veränderung erst einmal zurück. Man muss aber in Kauf nehmen, wenn man in seiner kleinen Welt den Fortschritt verdammt, auch in ihr gefangen zu bleiben. Wir könnten ja nichts als Tradition begreifen, wenn es nicht einen Begriff von Moderne in unserem Vokabular gäbe. Umgekehrt ist auch jede konkrete Tradition einmal entstanden – vielleicht sogar nicht nur als positive Gründung, sondern als Negation einer anderen. Wie aber soll man bei so vielen unterschiedlichen, zum Teil kontroversen Lehransätzen noch durchblicken und unterscheiden können, was gut ist und was schlecht?

Eindeutig lässt sich das sowieso nicht entscheiden. Jede Wahrheit ist in sich begrenzt und stellt immer nur eine Teilwahrheit dar. Unsere Yogapraxis spiegelt unseren Bezug zur Welt. Wie wir im Gleichgewicht sind in unserem Verhältnis zwischen Körper, Geist und Seele, zeigt sich im Üben. Allein deswegen ist das tägliche Üben so wichtig. Was im echten Leben eine Rolle spielt, kommt auch zum Ausdruck auf der Matte. Werte nicht! lautet eine jener yogischen Regeln, von denen man eigentlich nicht weiß, wer sie erfunden hat und zu welchem Zweck.

In der Yoga-Philosophie spielt das Erreichen eines ruhigen, von den Leidenschaften distanzierten Geisteszustands eine Rolle. Und um zu entscheiden, ob eine Situation dramatisch ist und inwiefern, ist eine möglichst objektive Betrachtung der Lage Voraussetzung. Wenn man annimmt, dass die Regel so auszulegen wäre, dann ist der Rat »Werte nicht« klug. Ich plädiere für eine ganzheitliche Sichtweise auf Yoga. Ganzheitlich bedeutet mit Bedacht, Gefühl und Rückgrat. Yoga sollte nicht instrumentalisiert, aber auch nicht idealisiert oder zum Lebenszweck erklärt werden.

Wir können nicht alles vom Kopf her entscheiden, aber sicher nichts ohne ihn. Es ist entscheidend, dass wir zu differenzieren wissen und uns darum bemühen, denYoga wie das Leben in aller Widersprüchlichkeit und Komplexität zu verstehen.

Sowohl die Intention des Übenden als auch die Unterrichtsinhalte entstehen nicht in einem luftleeren Raum, sondern aus dem Gesamtkontext heraus.

»Dieser Kontext wird von der Biologie unseres Körpers, der uns umgebenden materiellen Welt, den gesellschaftlichen Verhältnissen und unseren sozialen

Beziehungen gebildet. All diese Faktoren beeinflussen sich wechselseitig. Sie erzeugen die zahlreichen Vorbedingungen unserer Existenz und bilden gemeinsam den Rahmen für unsere Entscheidungsfindungen«, so Joachim Bauer in seinem Buch »Selbststeuerung«. Indem wir uns diese Vorbedingungen bewusst machen und reflektieren, was an ihnen uns wie beeinflusst, werden wir bessere Entscheidungen treffen.

Um die kleinen alltäglichen Momente tief zu empfinden, jene Momente, in denen wir spüren, wie schön es ist, am Leben zu sein, müssen wir bereits ein Bewusstsein unserer Endlichkeit haben. Es könnte im Umkehrschluss bedeuten, dass wir unserer Yoga-Übungspraxis tieferen Sinn verleihen können, wenn wir spüren, dass wir so der Unübersichtlichkeit und Komplexität der Gegenwart angemessen zu begegnen imstande sind. Die Chance unserer Zeit ist vielleicht genau dieser neu gewonnene Anspruch an uns selbst, gegen die Unverbindlichkeit anzugehen.

Was bedeutet das alles für uns persönlich? Auf keinen Fall sollten wir uns von der weit verbreiteten Weltuntergangsstimmung anstecken lassen, sondern stattdessen das Beste aus unserem Leben machen und uns konstruktiv in der Welt einbringen. Jeder Tag bringt uns neue Erkenntnisse. Wir verstehen das Leben, uns selbst und unser Gegenüber so immer besser. Die Zuversicht, die sich aus dieser Haltung zum Leben entwickelt, ist kein naives, fremdbestimmtes Bejahen der Wirklichkeit, sondern ein auf Einsicht und Umsicht gegründetes Bejahen aus der Tiefe unseres authentischen Selbst heraus. **215**

Wenn wir diese Grundgedanken ins Yoga mit einbeziehen, dann wird nicht nur die Essenz des Yoga erhalten, sondern vor allem können wir, die wir Yoga praktizieren, so in unser Licht treten. Das ist Spirit Yoga.

DANKSAGUNG

Es war mein Traum, dieses Buch zu schreiben – mein Spirit Yoga Manifest. Ich danke den Menschen, die mir geholfen haben, diesen Traum Wirklichkeit werden zu lassen. Allen voran danke ich meinem Lehrer-Team: Ihr lebt Spirit Yoga mit mir! In der tiefen Auseinandersetzung mit euch, in unserer intensiven Zusammenarbeit, durch euer Vertrauen in mich ist Spirit zu dem geworden, was es ist. Ich baue die Zukunft des Yoga mit euch!

Meinem Agenten Daniel Graf danke ich für seine besonnenen Interventionen in Momenten der Krise, der Programmleiterin des Gütersloher Verlagshauses, Sigrid Fortkord, für ihre Rückendeckung, meiner Lektorin Christel Gehrmann für ihre eleganten Korrekturen, und Wiebke Huester dafür, dass sie mich sprachlich gespiegelt hat und ihre philosophischen Ansichten mit mir geteilt hat.

Nicht weniger dankbar bin ich Dr. Hans-Peter Schlaudt, Filomeni Sotiriou, Tias und Surya Little, Olga und Rudolf Ring, Robert Franke, Dr. Inga Coerds, Daniela Bläsing, Andrea Mende, Mandy, Mattern, Niels Ulrich, Juliane Schwarz, Nadja Klier, Nadine Seidel, Isabelle Rivera, Götz Bühler, Dr. Julia Borggräfe, Kristina Angenendt, Eric Poettschacher, Brian Kapell und dem gesamten Back Stage und Front Office Spirit Yoga Team!

WEITERFÜHRENDE LITERATUR

Bauer, Joachim: Selbststeuerung. Die Wiederentdeckung des freien Willens, München 2015

Bordt, Michael: Die Kunst sich selbst auszuhalten, München 2015

Brown, Brené: Laufen lernt man nur durch Hinfallen, München 2016

De Botton, Alain: Religion für Atheisten, Frankfurt am Main 2013

Dürckheim, Karlfried: Vom doppelten Ursprung des Menschen, Rütte 2009

Frankl, Viktor E.: Der Mensch vor der Frage nach dem Sinn, München 2005

Gilbert, Elizabeth: Big Magic, Frankfurt am Main 2017

Harris, Dan: Wie ich die entscheidenden 10% glücklicher wurde, München 2016

Horx, Matthias: Zukunft wagen, München 2015

Knapp, Natalie: Der unendliche Augenblick 2015

Koren, Leonard: Wabi-Sabi für Künstler, Architekten und Designer, Tübingen 2015

Kreitmeir, Christoph: Sehnsucht Spiritualität, Gütersloh 2014

Küstenmacher, Marion, Küstenmacher Tiki, Haberer, Tillmann: Gott 9.0, Gütersloh 2010

Lehofer, Michael: Mit mir sein. Selbstliebe als Basis für Begegnung und Beziehung, Wien 2017

Levine, Peter A.: Sprache ohne Worte, Leipzig 2016

Reinhard, Rebekka: SCHÖN! Schön sein, schön scheinen, schön leben – eine philosophische Gebrauchsanweisung, München 2013

Reinhard, Rebekka: Die Sinn-Diät, München 2009

Rosa, Hartmut: Resonanz, Berlin 2017

Schreiber, Mathias: Würde, München 2013

Schreiber, Mathias: Das Gold in der Seele, München 2009

Scobel, Gert: Der fliegende Teppich, Frankfurt am Main 2015

Wilber, Ken: Integrale Spiritualität, München 2017, 6. überarbeitete Auflage

Für alle Lebensliebhaber bietet das Gütersloher Verlagshaus
Durchblick, Sinn und Zuversicht. Wir verbinden die Freude am Leben
mit der Vision einer neuen Welt.

UNSERE VISION
EINER NEUEN WELT

**Die Welt, in der wir leben,
verstehen.**

**Wir sehen Menschlichkeit
als Basis des Miteinanders:**
Mitgefühl, Fürsorge und Beteiligung lassen niemanden verloren
gehen. Wir stehen für gelingende
Gemeinschaft statt individueller
Glücksmaximierung auf Kosten
anderer.

**Wir leben in einer
neugierigen Welt:**
Sie sucht ehrgeizig und mitfühlend Lösungen für die Fragen
unseres Lebens und unserer
Zukunft. Wir fragen nach neuem
Wissen und drücken uns nicht vor
unbequemen Wahrheiten – auch
wenn sie uns etwas kosten.

**Wir leben in einer
Gesellschaft der offenen Arme:**
Toleranz und Vielfalt bereichern
unser Leben. Wir wissen, wer
wir sind und wofür wir stehen.
Deshalb haben wir keine
Angst vor unterschiedlichen
Weltanschauungen.

Das Warum und Wofür unseres Lebens finden.

Erfahren, was uns im Leben trägt und erfreut.

Wir helfen einander, uns selber besser zu verstehen:
Viele Menschen werden sich erst dann in ihrem Leben zuhause fühlen, wenn sie den eigenen Wesenskern entdecken – und Sinn in ihrem Leben finden.

....

Wir ermutigen Menschen, zu ihrer Lebensgeschichte zu stehen:
In den Stürmen des Alltags geben wir Halt und Orientierung. So können sich Menschen mit ihren Grenzen aussöhnen und zuversichtlich ihr Leben gestalten.

....

Wir haben den Mut, Vertrautes hinter uns zu lassen:
Neugierde ist die Triebfeder eines gelingenden Lebens. Wir wagen Neues, um reich an Erfahrung zu werden.

Wir glauben an die Vision des Christentums:
Die Seligpreisungen der Bergpredigt lassen uns nach einer neuen Welt streben, in der Vereinsamte Zuwendung, Vertriebene Zuflucht, Trauernde Trost finden – und Gerechtigkeit, Barmherzigkeit und Frieden herrschen.

....

Wir geben Menschen die Möglichkeit, den Glauben (neu) zu entdecken:
Persönliche Spiritualität gibt Kraft, spendet Trost und fördert die Achtung vor der Schöpfung sowie die Freude am Leben.

....

Wir stehen mit Respekt vor der Glaubenserfahrung anderer:
Wissen fördert Dialog und Verständnis, schützt vor Fundamentalismus und Hass. Wir wollen die Schätze anderer Religionen kennenlernen, verstehen und respektieren.

GÜTERSDIE
LOHERVISION
VERLAGSEINER
HAUSNEUENWELT

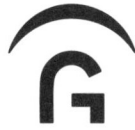

Bibliografische Information der Deutschen Nationalbibliothek

Die Deutsche Nationalbibliothek verzeichnet diese Publikation
in der Deutschen Nationalbibliografie; detaillierte bibliografische
Daten sind im Internet über https://portal.dnb.de abrufbar.

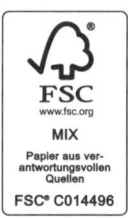

Verlagsgruppe Random House FSC® N001967

1. Auflage
Copyright © 2017 Gütersloher Verlagshaus, Gütersloh,
in der Verlagsgruppe Random House GmbH,
Neumarkter Str. 28, 81673 München

Umschlaggestaltung: Gute Botschafter GmbH, Haltern am See
Umschlagmotiv und Fotos im Innenteil: © Nadja Klier
Druck und Bindung: GGP Media GmbH, Pößneck
Printed in Germany
ISBN 978-3-579-08674-3
www.gtvh.de